妇产科常见病临床处置精要

乔保华　刘腾微　李国爱　黄红玉　贺梦雅　林立娟　主编

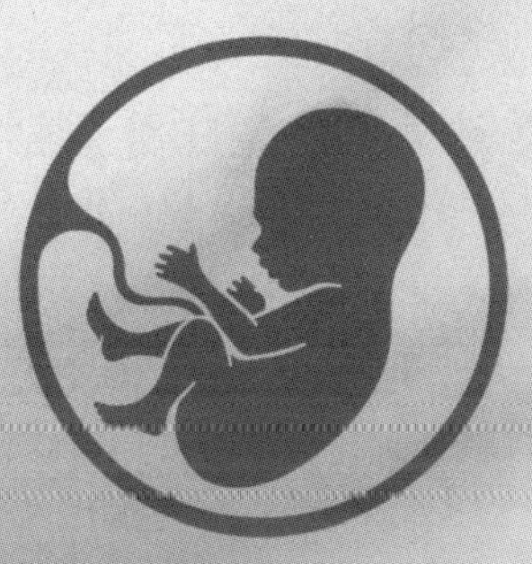

上海大学出版社

图书在版编目（CIP）数据

妇产科常见病临床处置精要 / 乔保华等主编.
上海：上海大学出版社, 2024. 12. -- ISBN 978-7
-5671-5184-0

Ⅰ. R71

中国国家版本馆CIP数据核字第2025P9H952号

责任编辑　司淑娴

封面设计　品雅传媒

技术编辑　金　鑫　钱宇坤

妇产科常见病临床处置精要

乔保华　刘腾微　李国爱　黄红玉　贺梦雅　林立娟　主编

上海大学出版社出版发行

（上海市上大路99号　邮政编码200444）

（https://www.shupress.cn　发行热线 021-66135112）

出版人　余　洋

*

山东品雅文化传媒有限公司排版

上海华业装璜印刷厂有限公司印刷　各地新华书店经销

开本 710mm × 1000mm　1/16　印张 12.75　字数 235千

2024年12月第1版　2025年4月第1次印刷

ISBN 978-7-5671-5184-0/R·101　定价：98.00 元

编 委 会

主　编　乔保华　菏泽市立医院
　　　　刘腾微　山东省第二人民医院
　　　　李国爱　中山市博爱医院
　　　　黄红玉　普宁市中医医院
　　　　贺梦雅　潍坊市益都中心医院
　　　　林立娟　德州市立医院

副主编　郑　婷　十堰市人民医院东院区
　　　　莫慧华　湘潭市妇幼保健院
　　　　马　洁　宁夏医科大学总医院
　　　　徐尉兰　长江航运总医院
　　　　蒋　霞　江南大学附属妇产医院（无锡市妇幼保健院）
　　　　王士艳　江南大学附属妇产医院（无锡市妇幼保健院）
　　　　曹丹丹　江南大学附属妇产医院（无锡市妇幼保健院）
　　　　赵鹏飞　通辽市人民医院
　　　　董丹丹　郑州大学第三附属医院（河南省妇幼保健院）
　　　　卢喜洋　河南中医药大学第一附属医院妇产科

编　委　张丹焕　河南中医药大学第一附属医院
　　　　吴　霜　汶川县人民医院

前 言

随着近年来医学模式的转变及传统医学观念的不断更新，妇产科学的许多诊疗技术和原则也发生了日新月异的变化。为了传递全新的实用性知识，提高妇产科学领域的诊疗水平，并规范医疗行为，更好地保障我国妇女群体的健康，我们组织了临床一线的妇产科医护工作者编写了本书。书中融合医学新知识、新技术、新进展于一体，满足中青年临床医生业务素质提高的要求，指导医生解决临床上遇到的实际问题，以诊断和治疗流程展现疾病诊治的具体、可行方案。

本书较为系统、全面地介绍了妇产科疾病的诊断方法和治疗技术，包括疾病的临床表现、辅助检查、诊断、鉴别诊断和治疗等方面的知识，并结合临床实际，重点介绍了诊断和治疗上的临床经验。本书立足临床实践，内容全面翔实，重点突出，是一本实用性很强的妇产科疾病诊疗读本，适合妇产科专业人员以及基层医务工作者阅读。

参与本书编写的人员有具备丰富临床经验的专家，有各科的业务骨干，也有优秀的一线青年医师，他们在繁忙的工作之余，将多年的临床实践体验和实际工作需求进行整合，精心撰稿，力争得到最优化的诊疗流程。但是由于参编人数较多，文笔不尽一致，加上编写时间有限，尽管多次校稿，书中难免存在疏漏和不足之处，恳请广大读者提出宝贵意见和建议，不胜感激。

编　者

2024 年 10 月

目　录

第一章

妇产科常用检查的选择

妇产科常用检查可分为细胞学与组织学检查、影像学检查、实验室检查、穿刺检查以及内镜检查，在疾病的筛查、诊断、分期、治疗方案制订和预后评估中起着相当重要的指导作用，选择合理恰当的检查方式的目的在于提高临床医疗效率和准确度，减少患者的痛苦和医疗成本的支出。

第一节　细胞学和组织学检查的选择

一、生殖道细胞学检查

（一）生殖道细胞学检查的种类及应用范围

生殖道细胞学检查是通过观察女性生殖道脱落上皮细胞形态，对妇科内分泌和生殖道恶性肿瘤进行早期筛查的一项重要方法。生殖道细胞学检查具有快速、简单、无痛苦等优点。生殖道脱落细胞包括阴道上段、宫颈阴道部、子宫、输卵管及腹腔的上皮细胞，以阴道上段、宫颈阴道部的上皮细胞为主。阴道上皮细胞受卵巢激素（主要是雌激素）的影响发生周期性变化，雌激素水平越高，阴道上皮细胞分化越成熟。因此通过生殖道脱落细胞检查可以反映体内雌激素水平和卵巢功能，有助于妇科疾病的诊断。此外，观察生殖道脱落细胞的形态有助于发现早期生殖系统肿瘤。

生殖道细胞学检查的报告形式主要有两种：巴氏五级分类法和TBS分类法。巴氏五级分类法采用的等级表述方式对病变描述的主观性大，各级之间的区别并无严格客观标准，假阴性率高。现在更多使用的是1991年美国癌症协会正式采用的TBS分类法，此种分类法可以提供更全面和客观的标本信息，包括对标本是否满意、标本反映为良性细胞改变还是异常细胞改变，并按照所见为鳞状上皮细胞或腺上皮细胞对异常改变程度进一步划分。TBS分类法对病变进行必要描述，并将标本质量评估作为诊断的一部分，有利于临床医师作出准确的诊断。

（二）生殖道细胞学检查的局限性

虽然生殖道细胞学检查具有简单、无痛苦等优点，但是生殖道与外界相通，干扰因素较多。血细胞、炎症细胞和分泌物等会掩盖有效细胞成分，特别是炎症时，肿瘤细胞与异型细胞难以区分。此外，由于细胞学检查并非直接采自组织，只能初步说明是否有肿瘤，而无法确定其发生部位，也不能了解肿瘤的范围、浸润深度等，故无法依此得出最后的诊断，还需要借助其他检查手段以便明确诊断。

（三）生殖道细胞学检查的进展

虽然细胞学检查有一定局限性，但对妇科检查，尤其是疾病的筛查来说，仍然是一项十分重要的诊断技术，因此，新的检查技术如果能从细胞制片和筛查技术两方面进行改善，就能够更加准确高效地协助早期诊断。近年来，薄层液基细胞学检查（TCT）有效地解决了涂片细胞重叠的问题，TCT结合TBS报告可以作为临床宫颈癌的首选筛查方式，并且对高危人群的宫颈上皮内瘤样病变或宫颈癌早期诊断有重要意义。据报道细胞电脑扫描（CCT）可能有较高的敏感性和特异性，但是目前技术尚不成熟，较少作为首选的细胞学筛查方法。

二、生殖器官组织学检查

（一）生殖器官活组织检查的种类及应用范围

生殖器官活组织检查是指在机体的病变部位或可疑病变部位采取少量组织进行冰冻或常规病理检查，简称活检。种类包括局部（外阴、阴道、宫颈、子宫内膜）活检、诊断性宫颈锥切、诊断性刮宫、穿刺活检等。活组织检查是唯一能够直接对病灶进行病理学诊断的检查方法，也是疾病诊断的金标准，特别是对于肿瘤患者而言。活组织病理学诊断直接关系到患者的治疗方案选择和预后。

（二）生殖器官活组织检查的局限性

虽然生殖器官活组织检查是疾病诊断的金标准，但它是一种有创性检查，对于内部器官的组织取样必须使用侵入性检查手段，可能造成出血、感染等并发症。此外，下生殖道活组织检查还受到患者妊娠、生殖道炎症或者月经期的影响，有较多禁忌，并受到取样操作规范性、病理学诊断水平的影响。

（三）生殖器官活组织检查的进展

随着免疫学和遗传学诊断技术的进步，生殖器官活组织检查除细胞形态学描述、组织类型之外，还能为临床医师提供更多的疾病信息。成熟的细胞遗传学、分子遗传学和免疫诊断分析技术，如原位杂交技术、聚合酶链反应（PCR）、酶联免疫吸附试验（ELISA）法、免疫荧光检查和 DNA 测序等，已经越来越多地应用于产前检查、产前诊断和治疗效果的评价、恶性肿瘤的诊断和预后估计等领域，而 DNA 芯片技术的运用也将给快速诊断带来前所未有的发展。

第二节　影像学检查的选择

一、妇产科超声检查

超声检查在妇产科应用广泛，具有对人体损伤小、经济、可重复性强、诊断迅速、准确率高等优点，是妇产科检查的首选影像学辅助检查方法。超声检查能为妇科疾病的诊断和鉴别诊断、产科胎儿畸形的筛查和胎儿发育的评价提供大量信息。

（一）产科超声检查的应用

超声检查是产科最常用的检查手段，在产前诊断中占有重要地位。超声检查在妊娠不同时期有不同的目的和任务，主要应用于胎儿发育的测量、判断有无畸形、胎盘附属物如胎盘大小的测量与功能测定、羊水情况检查等。多普勒超声技术可用于检查母体及胎儿血流情况，并进行胎儿心脏超声检查。

1. 早期妊娠

（1）诊断正常妊娠

1）确定妊娠是否存在。

2）妊娠部位判断（是否为宫内妊娠等）。

3）孕周早期预测。

4）胚胎发育评估。

（2）异常早孕

1）鉴别妊娠囊是否存活。

2）判断异位妊娠。

3）明确有无合并盆腔占位。

2. 中晚期妊娠

妊娠 12 周以后常规超声检查监测胎儿生长，16~24 周除常规检查外还须行胎儿系统超声检查进行大畸形筛查。

（1）诊断正常妊娠

1）胎儿外形参数测量。

2）胎龄估算。

3）确定胎方位。

4）胎盘定位定级。

5）羊水量检查。

6）确定胎儿性别。

（2）诊断异常妊娠

1）鉴别胎儿是否存活。

2）诊断胎儿先天畸形。

3）胎儿生长受限或巨大儿。

4）超声引导下介入性诊断或治疗。

（二）妇科超声检查的应用

妇科超声检查主要用于盆腔肿块的定位及定性、生殖器官形态学观察、探测宫内节育器位置、监测卵泡发育等。多普勒超声一般用于观察肿块的血供及血流情况。

1. 盆腔炎症、积液检测

2. 子宫肌瘤、子宫腺肌病和腺肌瘤检测

3. 卵泡发育检测

4. 附件区肿瘤协助诊断

5. 宫内节育器

6. 超声引导下采卵、囊肿穿刺或注药

（三）不同超声检查方式的选择

由于妇产科超声检查的特殊性，为了更好地观察病灶，超声检查常选择不同的途径以适应患者的情况。经腹壁超声检查和经阴道超声是现在最常用的两种检查方式，两者的优缺点如下。

1. 经腹壁超声

（1）优点：①显示视野大，观察全面，适合于较大的盆腔肿块、宫底肿块或中位子宫。②对于未婚妇女、月经期患者、阴道畸形、炎症患者或者阴道异常出血但又必须行妇科超声检查的患者仍可适用。

（2）缺点：①需要膀胱充盈。②探头频率低，对较小的病变、宫腔内病变和后盆腔肿块观察不够仔细。

2. 经阴道超声

（1）优点：①不需要膀胱充盈。②探头频率高，并且探头紧贴宫颈及阴道穹隆，能更好地显示子宫两侧及盆腔肿块的细微结构和特征，对后位子宫、宫腔内病变、后盆腔肿块、位置较低的卵巢、异位妊娠及早早孕观察清晰。③适用于体型较胖的患者。④可清晰显示子宫动脉的彩色多普勒。⑤可进行介入性超声检查。

（2）缺点：①因探头检查范围在 10cm 以内，显示视野小，故对较大的盆腔肿块，宫底部大肌瘤，中、晚期妊娠及盆腔内发生粘连时，不能显示全貌。②未婚妇女、月经期患者、阴道畸形、炎症患者和阴道异常出血但又必须行妇科超声检查的患者不宜使用。

此外，经直肠超声主要适用于未婚妇女、绝经后妇女、阴道狭窄或闭锁者，可清晰显示后盆腔肿块及宫腔内情况。经会阴超声则适用于会阴、阴道和部分宫颈部位病变的诊断。

（四）妇产科超声检查的局限性

相比于 CT、MRI 检查，超声检查具有一定的局限性。超声检查可靠性与检查者技术和经验相关性大；组织分辨率低，不能很好地显示肿瘤和周边正常组织的分界，无法鉴别宫旁浸润和炎症反应；检查范围小，无法对盆腔情况进行全面评估，且易受肥胖和肠道气体等因素的干扰。故单独使用时诊断可靠性低，须结合不同途径超声检查或其他检查后，方能做出较为准确的诊断，或应用为筛查手段须结合后续更为精准的影像学检查进一步诊断。

(五) 妇产科超声检查方式进展

1. 三维超声成像

利用三维容积探头扫描平面可以获取大量连续的二维断面图，建立三维数据库后进行三维切面重建和立体三维的观察，并可以获得任意平面的图像，精确地计算体积，并且能够产生清晰、直观的立体图像。宫内胎儿观察是三维超声检查的最佳适应证，通过胎儿面部及体表三维超声显示，可以弥补二维超声检查空间关系不强的缺点，并减少因为二维超声检查过快造成的漏诊，扩大超声观察视野，尤其适用于产前诊断和胎儿发育异常的筛查，可以快速全面地对胎儿各项脏器进行检查。三维超声的表面成像还可用于观察附件区肿块的表面结构，三维容积测量可使卵巢、卵泡、肿瘤的体积估计更加准确。

2. 超声弹性成像原理

根据各种不同组织弹性系数，对内部或外部的刺激产生不同的反应，当组织内部弹性分布不均匀时，其应变分布也会有变化。收集被测体某时间段内的各个片段信号，在得到应力和应变的范围后，将这些信息重建后显示为弹性图。超声弹性成像可区分正常和病变宫颈组织之间的差异，用于宫颈癌的早期诊断，但目前在我国仍处于初步阶段。

3. 妇科声学造影

即在常规经腹超声检查时经宫颈向宫腔内缓慢灌注适量的生理盐水或双氧水，人为形成无回声区，改变声学界面，可用于了解双侧输卵管通畅程度和周围粘连情况，并使宫腔及内膜结构显示更清晰，利于病变的显示，还可以在某些盆腔与子宫、输卵管关系不清时提供帮助，多用于不孕症和子宫腺肌病的检查。

二、X 线检查

(一) X 线平片的应用

骨盆平片主要用于骨盆测量，了解骨盆的形状、大小、有无骨折、畸形及骨质病变，观察盆腔内钙化灶（如子宫肌瘤钙化灶）、宫内节育器、畸胎瘤内骨片大小等。过去临床也使用平片诊断垂体瘤、转移癌或输卵管通气术后的膈下游离气体，但由于其他影像学检查手段的进展，现在已较少应用。

（二）造影的应用

临床上使用最广泛的是子宫输卵管造影术（HSG），即将造影剂注入宫腔、输卵管从而显示宫颈管、宫腔和输卵管内的情况。常用于不孕症患者的检查，主要用于了解子宫形态、输卵管是否通畅等。女性盆腔充气造影术即通过人工气腹使盆腔器官周围充气形成对比再进行 X 线检查，可使盆腔器官显影更加清晰，用于检查可疑内生殖器发育不全、先天畸形，了解输卵管、子宫、卵巢肿瘤情况，必要时与宫腔碘油造影同时进行。除此之外，还可行下消化道和泌尿道造影，用于了解肿瘤是否侵犯至消化道或泌尿系统。血管内造影技术可了解盆腔内肿瘤的血供，也可经导管行介入治疗。但是造影技术并发症较多，观察间接，在患者有炎症、造影剂过敏、出凝血功能障碍、子宫出血等情况时不能使用。

三、CT 检查

（一）CT 检查的应用

盆腔内脂肪丰富，各器官之间有良好的天然对比度，CT 在盆腔检查中具有十分重要的作用，空间分辨率高，对不同来源的盆腔肿块有特征性表现，对确诊有一定价值。CT 检查的重要性还在于对盆腔阳性淋巴结的扫描、对盆腔积液的有无进行判断及通过 CT 值对积液性质进行鉴别，并与非妇科疾病进行鉴别诊断。与 MRI 相比，CT 对小结节的敏感度更高，MRI 检查很难检出小于 15mm 的复发转移灶或阳性淋巴结。此外，CT 不受体内埋植金属器的影响。这些特点使 CT 在显示淋巴结和远处转移方面有重要价值，对恶性肿瘤的临床辅助分期、病情进展和预后判断都起着重要的参考作用。

（二）CT 检查的选择

影像学检查属于间接检查，不如病理学检查直观，因此影像学检查很少作为疾病的确诊方式。虽然有报道称 CT 在盆腔肿块的诊断与术后病理学诊断符合率可达 90%以上，CT 在妇科盆腔肿块的良恶性鉴别准确率也可达 80%以上，但是单独的 CT 扫描并不能达到精确诊断的要求。因为 CT 对软组织分辨率不如 MRI，例如在子宫内膜癌的术前诊断中，CT 对子宫肌层浸润深度的评估价值就十分有限，而且 CT 对患者有电离辐射损害，尤其是放化疗后宫旁组织纤维化，一定程度上限制了 CT 的应用。所以 CT 在盆腔检查中，更多应用于进展期妇科肿瘤的诊治，起到鉴别诊断、辅助分期、复发或转移的早期诊断，以及放疗监控的作用。

四、MRI 检查

（一）MRI 检查的应用

MRI 同样是盆腔占位检查的常用选择方式，MRI 检查没有辐射损害，但有学者认为 MRI 的热效应可能对胎儿产生潜在的危害，故使用 MRI 进行产科检查时要谨慎。MRI 对胎儿畸形、子痫和先兆子痫时脑部改变的检查也有重要意义。此外，MRI 血管造影技术相对传统介入造影术，有无创、痛苦小、快速和重复性强等优点。与 CT 相比，MRI 对软组织的分辨率更高，成像清晰，图像质量好，有多参数成像，对病灶结构、软组织成分和解剖关系的观察更加准确，并且还具有多方位成像和图像直观的优点，对病变的诊断准确率高于 CT，在妇产科的诊断中发挥着越来越重要的作用。

（二）MRI 检查的选择

MRI 在盆腔肿瘤的定位、病变结构和病变周围组织关系检查中具有重要的实用价值，但因其同样不能提供直接的病变组织学或细胞学信息，只能作为诊断的参考因素之一。

五、PET 检查

正电子发射计算机体层扫描术（PET）的原理在于将发射正电子的核素标记于特定的代谢物或药物上，通过 PET 显像来获得可靠的组织代谢影像。由于肿瘤细胞，特别是恶性肿瘤细胞的异常增殖需要过量利用葡萄糖，PET 可通过局部放射量来获得局部组织葡萄糖代谢的定量功能图像，从而提示高代谢细胞即可疑肿瘤细胞的分布。现在最常使用的显像剂为 FDG。

（一）PET 检查的应用

PET 的原理有别于一般的影像学检查，对肿瘤的诊断有非常重要的价值，主要用于卵巢癌和宫颈癌的检查，特别是隐匿性复发转移和淋巴结转移的检出。PET 检查主要应用范围是：①肿瘤的诊断与良恶性鉴别。②转移灶和淋巴结转移的寻找。③肿瘤临床分期。④复发与转移灶的诊断。⑤疗效评价与预后估计。

（二）PET 检查的局限性

由于 PET 检查无法显示解剖关系，故现在很少进行单独的 PET 检查，更多使用 PET-CT 显像检查方式。此外，某些常见的良性病变如结核、良性畸胎瘤、良性腺瘤、手术创伤、炎症、脓肿、月经周期的变化、放疗和化疗等都可以影响非肿瘤组织的葡萄糖摄取率，对鉴别诊断造成一定影响。PET 检查设备和显像药物价格昂贵，也限制了 PET 检查的推广。

六、影像学诊断的进展

（一）三维成像技术

三维成像及图像重建技术的发展目的在于使临床医师更加直观地观察病灶空间位置及与周围组织的关系，提高对疾病分期、治疗选择的准确性。腔内图像重建在血管造影、生殖器官造影方面应用，因其安全、无创、并发症和禁忌证少的优点而得到越来越多的重视，但是由于此技术对设备分辨率要求高且在国内开展时间短，具适用范围受到了一定的限制。随着检查设备分辨率的提高，影像分析技术的推广，三维成像将在影像学检查中占有越来越重要的地位。

（二）MRI 检查技术进展

1. 高分辨率 MRI

与 1.5T 的 MR 显像相比，3.0T 的 MR 显像分辨率更高，尤其是对细微结构和小结节有更好的显示，可以弥补 MRI 在淋巴结转移和微小病灶检查上的不足。

2. MR 弥散加权成像与背景抑制（DWIBS）

三维 DWIBS 技术也称为类 PET 技术，可用于发现全身肿瘤转移灶和较小的肿瘤转移灶。三维 DWIBS 技术检出病灶的灵敏度和特异度相似甚至优于 PET，而且相对 PET 而言，是非侵袭性、无放射性并且费用相对较低的检查手段。但在妇科肿瘤诊断方面的应用缺乏大样本研究，还不具有确切的临床实用价值。

3. 分子影像学

分子影像学是医学影像技术与分子生物学相结合的一门新兴学科，近年来发展迅速，具体包括肿瘤受体或免疫成像、基因成像、酶成像、细胞凋亡成像等。MRI 广泛用于分子影像学研究，能够探测特异性的酶反应、基因和药物代谢作用。如 MRI 透明质酸酶显像在卵巢癌中的研究，透明质酸介导透明质烷下降与卵巢癌转移、恶性侵袭和肿瘤血管生成相关。

（三）PET-CT 的应用

PET-CT 是将 PET 仪和 CT 仪两者结合，制成一种优势互补的影像学检查设备，既可显示脏器的解剖图像又能显示细胞的代谢功能图像，还可应用图像融合技术将上述的两种图像重叠显示在一张图像上。国内有临床研究显示，其对宫颈癌诊断的准确率、灵敏度分别为 90.1%、82.9%，对卵巢癌复发和转移的特异性、准确性分别为 100%、93.0%，国外临床研究中其灵敏度和准确性也达到了 80%以上，具有临床实用价值。但由于检查费用高、设备依赖性强等原因，难以进行推广。PET-CT 也易受到结核、炎症、放化疗等因素的影响而出现假阳性或假阴性。

第三节　实验室检查的选择

一、内分泌激素的测定

（一）内分泌激素测定的应用

女性生殖内分泌激素主要由下丘脑、垂体、卵巢分泌，在下丘脑-垂体-卵巢轴的调节下发挥正常生理功能。内分泌激素的测定对一些疾病的诊断、治疗、预后评估等具有重要意义。

（二）常用激素的测定

1. 下丘脑促性腺激素释放激素

下丘脑通过分泌下丘脑促性腺激素释放激素（GnRH）来调节垂体共黄体生成素（LH）和促卵泡激素（FSH）的释放，并接受 LH、FSH 以及卵巢性激素的反馈调节。通过观察注射外源性 GnRH 和性激素类似物后的反应，可以用于了解下丘脑和垂体的功能以及其病理生理状态，辅助诊断多囊卵巢综合征。

2. 垂体促性腺激素

FSH 和 LH 是垂体分泌的促性腺激素，受下丘脑 GnRH 和性激素的调节，随着月经周期而出现周期性变化。FSH 作用于颗粒细胞受体，生理功能是促进卵泡成熟和雌激素分泌，和 LH 共同作用促进女性排卵、黄体生成以及雌孕激素的合成。通过月经不同时期的激素水平测定，可以用于了解排卵情况、协助闭经原因的判断、鉴别性早熟类型和辅助诊断多囊卵巢综合征。

3. 垂体催乳素

垂体催乳素（PRL）是由垂体催乳素细胞分泌的单链多肽，受下丘脑催乳素抑制激素（主要是多巴胺）和催乳素激素释放激素的双重调节。PRL 主要功能是促进乳房发育和泌乳，同时还参与生殖功能的调节。PRL 测定水平并不一定与生物学作用平行，并且特异性差，诊断时须联合其他激素。PRL 水平异常多见于下丘脑-垂体病变，PRL 水平升高多见于不孕、闭经、月经失调、垂体催乳激素瘤、性早熟和原发性甲状腺功能低下；PRL 水平降低多见于垂体功能减退、单纯性催乳素分泌缺乏症。

4. 雌激素

雌激素（E）主要由卵巢和胎盘产生，在月经周期中呈周期性变化。雌激素可分为雌酮（E_1）、雌二醇（E_2）和雌三醇（E_3），其中雌二醇活性最强。雌激素的主要功能在于促进女性的第二性征发育和维持生殖功能。雌激素水平的测量可用于了解卵巢功能，监测卵泡发育，诊断性早熟、妊娠状态和胎儿-胎盘功能。

5. 孕激素

孕激素（P）在月经期主要由卵巢黄体产生，妊娠中晚期则由胎盘产生。孕激素在月经周期中呈周期性变化，主要功能是进一步使子宫内膜增厚，降低母体免疫排斥反应，防止子宫收缩以利于着床，同时还可以促进乳腺腺泡导管发育。血清孕激素的检测可用于检查卵巢功能，监测排卵，了解妊娠状态，辅助诊断闭经、功能失调性子宫出血和多囊卵巢综合征。

6. 雄激素

女性血浆睾酮（T）主要由卵巢和肾上腺皮质分泌。睾酮水平的测定主要用于两性畸形的鉴别，肾上腺皮质增生和肿瘤的辅助诊断，多囊卵巢综合征的诊断和疗效评估。

7. 人绒毛膜促性腺激素

人绒毛膜促性腺激素（HCG）主要由妊娠时的胎盘滋养细胞产生，主要作用是延长孕妇的黄体期，确保妊娠早期孕激素的水平，还可以抑制淋巴细胞对植物凝集素的反应，防止胚胎着床时发生排斥反应，生殖细胞肿瘤、妊娠滋养细胞肿瘤和其他一些恶性肿瘤也可产生 HCG。血、尿β-HCG 检测技术现在广泛应用于诊断妊娠状态和妊娠相关性疾病。血清 HCG 水平检测还可用于先兆流产预后的估计、异位妊娠的诊断及异位妊娠破裂出血可能性的估计、妊娠滋养细胞肿瘤的诊断及病情监测，以及其他肿瘤的辅助诊断及病情监测。

8. 胎盘生乳素

胎盘生乳素（HPL）由胎盘合体滋养细胞产生，与胎儿的生长发育有关。hPL水平与胎盘大小成正相关，可间接了解胎盘大小和功能，临床应用时还要结合其他指标综合分析，比如hPL和HCG联合监测对诊断葡萄胎有重要意义。

9. 抗米勒管激素

抗米勒管激素（AMH）也称为米勒管抑制物质，属于转化生长因子β超家族，因其具有促进米勒管退化的作用而得名。AMH由生长卵泡的颗粒细胞分泌，在绝经前一直维持在可检测的水平。AMH起旁分泌作用，并不参与下丘脑-垂体-性腺轴反馈机制，所以育龄期女性血清AMH水平比促卵泡激素、类固醇激素等评估卵巢储备能力更特异、更敏感，而且几乎与月经周期无关，可作为独立指标应用于卵巢储备功能和卵巢反应性的评估，临床上用于指导选择恰当的促排卵用药方案，同时还可作为多囊卵巢综合征和卵巢颗粒细胞肿瘤诊断的重要指标。

10. 抑制素B

抑制素B（inhibin B）由颗粒细胞产生，是TGF-β超家族成员之一。主要的生理作用是反馈性抑制FSH的分泌。抑制素B的水平和卵巢功能密切相关，临床上可用于监测卵巢储备功能。

（三）激素受体

1. 雌激素受体（ER）和孕激素受体（PR）

一般情况下，体内雌、孕激素受体含量随雌、孕激素含量周期性变化。雌激素可刺激雌、孕激素受体的合成，孕激素则抑制雌、孕激素受体的合成。

对于乳腺癌患者而言，ER和PR的检测意义主要在于判断患者对激素治疗的敏感性，ER（+）/PR（+）患者激素治疗的敏感性可达75%～80%，而ER（-）和ER（+）/PR（-）的患者对激素治疗的敏感性则低得多。

对于子宫内膜癌患者而言，ER和PR的阳性表达率与肿瘤组织学分级密切相关，肿瘤细胞分化越低，ER 和 PR 的阳性检出率就越低。同时，ER 和 PR 的阳性检出率越高，患者的 5 年生存率也越高，可以把它们作为激素疗法的参考依据及预后判断的指标之一。

2. LH-CG 受体和 FSH 受体

卵巢中含有 LH、HCG、FSH 等多种受体，多囊卵巢综合征主要是 FSH 受体升高，而 LH-CG 受体没有明显变化。LH-CG 受体水平与卵巢肿瘤的组织学分级和预后有关，LH-CG 受体含量越高，肿瘤的分化越高，1 年、3 年生存率也越高，所以测定 LH-CG 受体水平有助于评估卵巢癌的预后情况。

二、妇科肿瘤标志物的检查

（一）妇科肿瘤标志物的应用

一个理想的肿瘤标志物应该具有高敏感性、肿瘤特异性和器官特异性，但大多数的肿瘤标志物没有器官特异性，肿瘤特异性也很低，敏感性也达不到 100%。但是肿瘤标志物在血清中的浓度与肿瘤的恶变或转化有良好的相关性，肿瘤标志物在恶性肿瘤的复发或转移的早期诊断上有重要价值，并且在放疗及化疗的效果观察上具有很高的敏感度，其最重要价值在于监测病情的变化及评估治疗效果。

（二）常用肿瘤标志物的选择

器官、肿瘤特异性高的肿瘤标志物对于肿瘤组织学类型的鉴别有一定意义，与其他检查方式或者多类型肿瘤标志物联用可以提高其敏感性。

1. 癌抗原 125（CA125）

正常情况下，人的血清 CA125 阳性临界值为 35IU/mL，CA125 是卵巢癌检查的首选标志物，敏感度高，但是特异度不高，与超声结合可作为早期卵巢癌的筛查，也是卵巢癌手术治疗后监测复发或转移的重要信号，CA125 水平下降后复升往往提示卵巢癌复发。CA125 对乳腺癌、子宫内膜癌和子宫颈癌的敏感性不如卵巢癌，但是乳腺癌患者若发生肺转移或恶性胸膜渗出液，则 CA125 显著升高。

2. 鳞状细胞癌抗原（SCC）

血清中 SCC 正常临界值为 2ng/L，是鳞状细胞癌检查的首选标志物，有较高的特异性，是外阴、阴道及子宫颈鳞状细胞癌最敏感的标志物，也是监测治疗后病情变化的重要指标。SCC 的水平与宫颈癌的病情进展和临床分期有关，肿瘤发生淋巴结转移时，SCC 明显升高；化疗时 SCC 水平越高，说明肿瘤对此化疗方案越不敏感。但是与脱落细胞学及组织学相比，其敏感性并不高，并且假阳性发生率更大，所以不能作为筛查的首要选择。

3. 癌抗原 153（CA153）

CA153 主要存在于多种腺癌内，正常血清临界值为 28IU/mL，是乳腺癌的首选标志物，早期乳腺癌患者 CA153 水平很少大于临界值，敏感度低，对于早期乳腺癌的诊断意义不大。但是其血清浓度变化与病情的发展有良好的相关性，如果 CA153 水平降至正常范围后复升往往提示疾病的复发或转移，所以主要用于乳腺癌治疗效果的评价与复发转移的早期诊断。除了乳腺癌，在卵巢癌等肿瘤中也存在 CA153 水平的升高。

4. 癌胚抗原（CEA）

CEA 属于一种肿瘤胚胎抗原，一般认为血清 CEA 低于 2.5ng/mL 为正常，大于 5.0ng/mL 为升高，介于其中为可疑。CEA 是广谱的肿瘤标志物，无特异性标记功能，对不同妇科肿瘤诊断都具有一定的敏感性，一般与其他肿瘤标志物联用以提高敏感性，或作为评价治疗效果和病情发展的临床参数，血清 CEA 水平的持续升高常标志着卵巢癌的复发，并且患者预后较差。

5. 甲胎蛋白（AFP）

AFP 是胚胎期的蛋白产物，出生后血清 AFP 水平异常可发生于恶性肿瘤患者，正常情况下，人血清 AFP 正常值为 10~20ng/mL，相当一部分的肿瘤可使血清 AFP 明显升高，如卵巢恶性生殖细胞肿瘤和未成熟畸胎瘤。AFP 对卵巢内胚窦瘤的诊断和监测有较高的价值，AFP 升高即使没有临床症状，也要考虑隐性复发或转移的可能性。

6. 血清 β-HCG

主要由妊娠时的胎盘滋养细胞产生，妊娠滋养细胞疾病、生殖细胞肿瘤和其他恶性肿瘤也可产生 HCG，由于 HCG 中的 α 亚单位与 LH 的 α 亚单位有相同结构，所以为避免交叉反应，检测时一般测定血清 β-HCG 的浓度。HCG 可作为妊娠滋养细胞肿瘤的诊断、病情监测和随访的独立指标，HCG 下降与疗效呈一致性。一般认为尿 HCG<50IU/L 及血 HCG<3.3μg/L 为阴性标准。需要注意的是，HCG 监测主要是针对正常妊娠而发展出的一项技术，并非肿瘤诊断与病情检测的理想血清学标志物，对其结果的判断必须要结合临床及其他检查手段。

7. 癌抗原 199（CA199）

CA199 除表达于消化道肿瘤外，在卵巢上皮性肿瘤、子宫内膜癌和宫颈腺癌也有一定的阳性表达。血清 CA199 正常值为 37IU/mL，联合其他肿瘤标志物的检查可提高诊断敏感性。

8. 人附睾蛋白 4（HE4）

HE4 在卵巢癌组织中表达普遍上调，并且在大多数卵巢癌患者血清中含量升高。作为诊断标志物，HE4 在鉴别卵巢良恶性肿瘤方面灵敏度和特异度都较高，还能用于监测卵巢癌患者的病情变化，提示卵巢癌复发。但目前国内缺乏大样本数据证实 HE4 作为诊断标志物的必要性，而且没有统一的适用的临床参考范围，所以其广泛应用于临床还有待研究。

9. 乳酸脱氢酶（LDH）

LDH 是卵巢癌生殖细胞肿瘤较好的标志物。非上皮性卵巢癌是一类少见的卵巢癌，较难诊断，通过各种肿瘤标志物水平，比如 LDH、β-HCG、α-AFP 等和临床表现可以区分生殖细胞肿瘤和性索间质细胞瘤。

10. 碱性磷酸酶（NAP）

NAP 存在于成熟中性粒细胞细胞质中，在盆腔炎症、盆腔包块及子宫肌瘤等患者中 NAP 积分有明显升高，而在功能失调性子宫出血、卵巢囊肿、子宫颈癌、卵巢癌患者中则不明显。NAP 积分在临床妇科有一定的价值，尤其适用于诊断妇科感染性疾病和鉴别妇科肿瘤化疗患者是否存在细菌感染。

（三）常用肿瘤相关基因

肿瘤细胞中一些过度表达的癌基因和抑癌基因也属于肿瘤标志物的范畴。

1. C-erbB-2 基因

又称 neu 基因，具有酪氨酸激酶活性，其过度表达常见于子宫内膜癌和卵巢癌，在肿瘤已有转移的患者中更加常见，其表达与无进展生存率呈负相关。

2. myc 基因

属于原癌基因，与细胞增殖调节有关，在卵巢恶性肿瘤、宫颈癌和子宫内膜癌中均可发现 myc 基因的异常表达，myc 基因的高表达意味着患者预后极差。

3. ras 基因

ras 原癌基因家族（N-ras、Ha-ras 和 K-ras）与人类恶性肿瘤发生关系密切，ras 基因突变可以导致细胞增殖信号的持续存在。K-ras 的过度表达常常提示患者病情进入晚期或者已发生淋巴结转移，可作为判断卵巢癌预后的指标。

4. p53 基因

属于抑癌基因，对细胞生长起着监控作用，可以启动细胞凋亡，还可激活其他抑癌基因产生肿瘤抑制效应。突变后的 p53 基因不但具有癌基因的功能，还有对抗野生型 p53 基因的细胞凋亡作用，这种突变的发生在卵巢癌晚期患者中远远高于早期患者，缺陷型 p53 基因的异常表达意味着预后不良。

5. 转移抑制基因 nm23

nm23 基因通过参与调节细胞内微管系统的状态抑制癌的转移，nm23 的表达水平与肿瘤的浸润深度和转移呈负相关。卵巢癌淋巴结转移和远处转移的患者中可见到 nm23 的表达抑制。

6. p16 基因

属于抑癌基因，直接参与细胞生长增殖的负调控，p16 基因突变可使其失去抑癌作用。p16 基因阳性表达率与病情的进展成反比。有研究显示 p16 蛋白的表达在恶性上皮性卵巢肿瘤中明显低于良性病变和正常的卵巢组织，同时p16 基因突变还影响肿瘤细胞的生物学行为，可为临床估计预后提供参考依据。

7. BRCA1/2 基因

一直被认为是乳腺癌的易感基因，乳腺癌患者中大多存在有 BRCA1/2 基因的突变。最新研究还认为，BRCA1/2 基因的突变和二次突变和顺铂类药物的耐药性有关，对于卵巢癌患者而言，在铂类药物化疗后，有 BRCA1/2 突变的患者预后要好于没有 BRCA1/2 突变的患者。然而，BRCA1/2 发生二次突变的患者中有人会逐渐产生对铂类药物的耐药性。

8. bcl-2 基因

是与细胞凋亡调控相关的原癌基因，可以抑制细胞凋亡的发生和诱导。其阳性表达与肿瘤的低分化和顺铂耐药有关。

9. Ki-67 基因

是一种细胞增殖核抗原，主要功能与细胞合成代谢和增殖有关，其表达与多种肿瘤的发生、发展、浸润、转移有关。可以用来作为评估宫颈癌、卵巢癌等肿瘤诊断、疗效评估和预后情况的指标。

（四）人乳头瘤状病毒 HPV 的 DNA 检测

HPV 感染已被国内外公认为宫颈癌的主要病因，依据 HPV 亚型与肿瘤发生危险性、相关性的高低将 HPV 分为高危型和低危型两类，低危型常引起外生殖器疣等良性病变，高危型 HPV 中以 HPV16 和 HPV18 与宫颈癌的发生关系最为密切。此外，HPV 感染与宫颈癌的预后和转移也密切相关，现在国内外均已开始将 HPV 检测作为宫颈癌的一种筛查手段，并作为宫颈上皮内高度病变的治疗随访指标和宫颈癌治疗后检测的重要指标。

现在，高危型 HPV-DNA 的检测越来越多应用于临床宫颈疾病的筛查、分期和病情进展的检测中，使用最为广泛的是第二代基因杂交捕获技术（hybrid capture2，HC2），也是目前唯一获得美国食品药品管理局（FDA）认证的宫颈癌筛查的辅助诊断方法。大量的研究表明，高危型 HPV-DNA 的检测有极高的敏感性，对 CIN2 和 CIN3 的敏感性大于 90%，并且不受年龄因素的影响。与阴道脱落细胞学 TBS 系统、阴道镜下活组织检查或宫颈锥切联合使用可以增加特异性而又不降低敏感性。

第四节　常见妇产科疾病检查的选择

一、产科常用检查的选择

（一）常用产前检查及产前诊断方式

1. 胎儿外形

超声是胎儿外形及心脏功能检查的主要方法，妊娠 12 周以后常规超声检查监测胎儿生长，16~24 周进行大畸形筛查。MRI 检查和胎儿镜检查虽然能够更加清晰地显示胎儿外形，但是由于对胎儿健康的威胁较大，故很少作为常规检查手段。

2. 胎儿附属物

超声同样是胎盘附属物检查的主要方式，性激素和胎盘催乳素只能作为胎盘功能评定参考因素，独立使用临床意义不大。

3. 核型分析和基因监测

羊膜腔穿刺技术是常见的产前诊断技术，可利用其抽出羊水及羊水细胞对胎儿进行核型分析和基因检测。2011 年无创产前检查（NIPT）开始应用于临床，采用孕妇血浆中胎儿来源游离 DNA 进行二代测序，通过生物信息学分析用于产前胎儿非整倍体风险评估。

（二）妊娠期高血压疾病

妊娠期高血压疾病过程中，超声和超声心动图对孕妇心功能、胎盘功能的监测有着重要的作用，MRI 检查在检测子痫和子痫前期方面非常可靠。胎儿肾动脉、大脑中动脉彩色多普勒超声等可用于观察胎儿血管情况。

（三）妊娠合并糖尿病

超声检查在妊娠合并糖尿病的检查中使用最多，主要用于了解胎儿生长情况、有无畸形、羊水量的检测、胎盘大小测量和功能测定，超声检查结果是分娩方式选择的重要参考因素。

二、妇科炎症常用检查的选择

（一）阴道炎的检查

阴道分泌物清洁度和微生物检查是最常用的阴道炎检查方式，阴道分泌物直接镜检方便、快速，但准确率低，培养后镜检对滴虫和阴道假丝酵母菌的检查有较高的准确性，聚合酶链反应（PCR）、酶联免疫吸附试验（ELISA）等分子生物学技术对阴道炎的诊断有较高的敏感性和特异性，缺点在于检查时间长，且可因为微量污染而产生假阳性结果。除了直接镜检，还有一种五联检测法，通过检测过氧化氢（H_2O_2）浓度、唾液酸苷酶、白细胞酯酶、β-葡萄糖醛酸苷酶和凝固酶等与致病菌感染特异性相关的酶类对细菌性阴道炎做出诊断，可以提高细菌性阴道炎的检出率。

（二）宫颈炎的检查

1. 急性宫颈炎

急性宫颈炎的诊断主要靠宫颈分泌物的镜检和微生物检查，常用的检查方式除了分泌物革兰染色镜检外，还有分泌物支原体、衣原体、淋球菌和一般细菌的培养、ELISA 及核酸检测等方法。

2. 慢性宫颈炎

慢性宫颈炎的诊断并不难，关键在于病原体的检测、宫颈上皮内瘤样病变和早期宫颈癌的诊断，最常用的筛查方法为用 TCT 系统按 TBS 分类法做出诊断报告，联合 HPV 的检测可以提高诊断的准确率。阴道镜检查和活组织检查是最准确的检查方式，一般用于怀疑宫颈细胞异常增生最终诊断的确定，不作为常规选择。

（三）盆腔炎的检查

盆腔炎单靠临床表现诊断准确率不高，经阴道后穹隆穿刺术和宫颈管分泌物检查是最常用的检查方法，超声和CT检查对盆腔感染特异性不高，与肿瘤难以鉴别。腹腔镜检查诊断准确性高，可直接对感染灶进行检查和取样，但属于侵入性检查，而且不能发现子宫内膜炎和输卵管轻度炎症，价格相对较高，临床应用有一定局限性。

三、妇产科内分泌疾病常用检查的选择

（一）异常子宫出血

异常子宫出血（AUB）是育龄期女性常见的妇科问题，指与正常月经的周期频率、规律性、经期长度及出血量任何一项不符的、源自子宫腔的异常出血。对异常子宫出血患者，首先通过详细询问病史（特别是月经史）判断其出血模式，再结合辅助检查明确其病因。

实验室检查包括血常规、妊娠试验、性激素六项（FSH、LH、PRL、E_2、T、P）、甲状腺功能、凝血功能、宫颈脱落细胞检查、基础体温测定（BBT）等。盆腔超声检查对鉴别诊断有重要价值，用于了解宫腔内和子宫内膜情况，除外子宫内膜异位症等，但不能鉴别疾病的良恶性，必要时行子宫内膜病理学检查。宫腔镜也是异常子宫出血常用的检查手段，尤其是对药物治疗无效或超声提示宫腔异常的患者，可在诊断的同时进行内膜活检、刮宫、内膜息肉摘除或内膜去除术。

（二）闭经

正常的月经建立依赖于下丘脑垂体-卵巢轴的调节，子宫内膜对激素周期性变化的反应和下生殖道的通畅，其中任何一个环节的异常都可以导致闭经的产生。根据病史和体格检查结果，初步判断病因和病变部位，再有选择地进行实验室检查。生育年龄女性出现闭经，应首先排除妊娠。功能试验中药物撤退试验可评估雌激素水平、垂体兴奋试验可了解垂体对GnRH的反应性。激素水平

检测包括 FSH、LH、PRL、TSH、胰岛素、雄激素等。其他辅助检查包括盆腔超声检查、基础体温测定、宫腔镜检查、染色体检查等。

（三）多囊卵巢综合征

多囊卵巢综合征（PCOS）的诊断主要靠激素水平的检测、排卵的检测和卵巢形态学改变。血清激素检查包括睾酮、FSH、LH、雄烯二酮、雌二醇、皮质醇和胰岛素水平检查。PCOS 有其特异性超声表现：双侧卵巢增大、包膜增厚、皮质内大小卵泡存在项圈征、卵巢间质回声增强。但由于卵巢的形态学变化存在多态性，超声检查也不能作为诊断 PCOS 的最佳方法，还需要结合激素水平的检测共同判断。腹腔镜检查可以直接观察卵巢形态，取卵巢组织进行病理学检查以协助诊断，但属于有创检查，不作为首选。

四、妇科恶性肿瘤检查的选择

（一）宫颈癌

1. 筛查和早期诊断

脱落细胞学检查为首选的筛选方式，最常用方法为 TCT 系统和 TBS 诊断报告，联合高危 HPV 检测可以提高筛查的敏感性和特异性。

2. 诊断和分期

明确诊断须进行宫颈活组织检查，超声不及阴道镜及影像学诊断直观，有一定局限，但成本低，且操作方便，易普及，可作为一线检查。阴道镜通过直接观察宫颈表面血管上皮对病变进行评估，在宫颈癌前病变筛查中起重要作用。CT 检查较为常用，主要在于了解分期，盆腔淋巴结是否有转移灶和术后、放疗后有无复发。MRI 检查的目的是对肿瘤进行分期，观察肿瘤的范围和侵犯程度。静脉肾盂造影、钡灌肠等检查方式主要用于了解肿瘤对周围脏器的侵犯情况。PET 对宫颈肿瘤的淋巴结及远处转移的判断更加准确，但对设备依赖大，检查费用较高。

3. 疗效观察及预后判断

肿瘤标志物检查早期诊断阳性率低，无特异性肿瘤标志物，可选择 SCCA、CA125、CA199，临床上主要用于观察疗效、预测复发及预后判断，免疫组化中 neu 基因、p16 基因、p53 基因与 VEGF 的表达对预后判断有重要的参考价值。

（二）子宫内膜癌

1. 筛查与早期诊断

目前尚没有实验来明确子宫内膜癌筛查的有效性，常规的脱落细胞学检查和内膜细胞学敏感性和特异性均差，但对于高危妇女来说，在内膜癌和其前期病变的筛查还是具有一定意义。

2. 诊断和分期

子宫内膜癌临床症状出现早，易于早发现。超声对患者做下一步的检查选择有重要作用，主要仍靠诊断性刮宫和组织学检查以明确诊断；值得注意的是，诊断性刮宫是盲视下的操作，存在局限性，比如宫颈管狭窄时易出现漏诊，宫角处病变和小癌灶的诊断敏感感性也不高，大多数研究者认为不会超过 70%，因此现在普遍认为宫腔镜检查和活检是子宫内膜癌最佳也是最精确的诊断方式。CT 检查的诊断意义在于发现癌肿、协助临床分期和判断治疗效果。Ⅰ期子宫内膜癌 CT 平扫难以发现病灶，容易漏诊，所以Ⅰ期患者术前评估内膜厚度、肌层受累情况、宫腔有无受累等可选用 MRI。但 CT 检查对子宫内膜癌治疗后有无复发具有重要价值，并且可以判断肿瘤范围，有助于进一步选择治疗方案。MRI 无法区分病变的子宫内膜和正常内膜，一般不作为常规检查手段。

3. 疗效观察及预后判断

子宫内膜癌缺乏特异性的肿瘤标志物，CA125、HCG 可对肿瘤分期起辅助作用。子宫内膜癌的预后判断主要取决于肿瘤大小，雌、孕激素受体水平也有一定的独立预后评估价值，免疫组织化学中 K-ras 表达是独立的不良预后因素，neu 和 P53 的表达与肿瘤的转移和播散有关。

（三）卵巢癌和输卵管癌

1. 筛查与早期诊断

CA125和经阴道超声检查对卵巢癌的筛查有一定意义，CA125在术前诊断和病情监测方面的作用毋庸置疑，但由于特异性较差，一般不用于常规筛查；超声用于筛查的敏感性高于CA125，但是两者都会受假阳性结果的影响，特别是对绝经前妇女来说，并不适合作为卵巢癌的常规筛查手段，仍然需要进一步研究。

2. 诊断和分期

超声是盆腔肿块检查的首选，病理学检查是明确卵巢癌和输卵管癌的诊断的唯一方法，CT和MRI检查对明确盆腔肿块性质没有价值，其主要用于了解肿块形态结构，与周围组织关系，病变范围及侵犯程度，明确有无远处转移和淋巴结转移的发生，对肿瘤分期有重要的参考作用。各型卵巢肿瘤有相对特异的肿瘤标志物，CA125对上皮性卵巢肿瘤的良恶性鉴别有一定意义，但绝经前患者的CA125检测特异性低，临床价值不大；AFP对卵巢内胚窦瘤有特异性诊断价值；LDH可用于诊断生殖细胞肿瘤；颗粒细胞瘤、卵泡膜细胞瘤可以产生较高水平的雌激素。腹腔镜检查能够直接观察肿块，并在可疑部位取多点活检，是盆腔肿块最好的检查方式。

3. 疗效观察及预后判断

CT和CA125可作为上皮性卵巢肿瘤病情进展的监测手段，联合其他肿瘤标志物的检查可以提高敏感性，如CA199、HE4和CP2。卵巢癌和输卵管癌的预后判断主要根据其组织类型、结构和分级，许多肿瘤标志物如P53、neu、BRCA1/2基因都对其预后有一定的参考价值。

五、子宫内膜异位症检查的选择

（一）子宫内膜异位症

1. 诊断

超声检查是最常用的检查手段，主要用于中、重度子宫内膜异位症盆腔内内膜异位囊肿的诊断和描述，典型的卵巢子宫内膜异位囊肿的超声影像为无回声区内有密集光点，经阴道或者直肠超声可用于诊断浸润直肠或者阴道直肠隔的深部病变。由于超声检查无法准确鉴别子宫内膜异位囊肿和恶性肿瘤，故不能单独用于诊断。CT 和 MRI 均不能很好地显示病灶，实用价值不大。怀疑子宫内膜异位灶累及周围脏器时，钡灌肠、泌尿系统造影可协助确定病变范围。CA125 浓度与子宫内膜发育密切相关，子宫内膜异位症患者体液中 CA125 的浓度较正常人高，特异性较高而敏感性较低，多与超声结合提高诊断率，术前 CA125 检测可以用于判断是否有异位病灶。虽然腹腔镜检查属于侵入性手术，费用高且不可重复施行，但可以在明确诊断的同时进行治疗，所以目前认为是子宫内膜异位症诊断的金标准。可疑膀胱内异症或肠道内异症，术前应行膀胱镜或肠镜检查并行活检，以除外器官本身的病变，其中特别是恶性肿瘤。

2. 疗效评估

子宫内膜异位症治疗后病灶缩小，常规影像学检查手段难以发现，腹腔镜检查又不能多次进行，临床上常用 CA125 来监测残留子宫内膜异位灶的活性，早期诊断有无复发。子宫内膜异位症患者体液中可存在抗子宫内膜抗体，主要为 IgM 和 IgA，患者子宫内膜上也有多种抗体和补体存在，和患者的不孕症状密切相关，药物治疗后，血清中抗子宫内膜抗体可明显下降，故检测抗子宫内膜抗体有助于治疗效果的评价。

（二）子宫腺肌病

子宫腺肌病根据临床症状和体征可做初步诊断，最后确诊还有赖于组织学检查。超声检查和 MRI 检查有相同的正确性，宫腔双氧水声学造影对子宫腺肌病敏感性不高，但特异性接近 100%，CA125 的检测和 MRI 检查都有助于子宫腺肌病和子宫肌瘤的鉴别。

六、不孕症检查的选择

（一）男性因素

男性因素约占不孕症的 40%，主要的检查项目为精液检查和性功能检查。

（二）排卵障碍

排卵障碍约占不孕症的30%，女性排卵过程由下丘脑垂体–卵巢性腺轴来控制，任何一个环节的异常都会导致排卵障碍。常用的检查方法为监测卵泡发育情况和排卵情况，主要测定月经周期中雌二醇（E_2）、孕酮（P）、卵泡刺激素（FSH）、黄体生成素（LH）、睾酮（T）和催乳素（PRL）的周期性变化，也可以用基础体温（BBT）或连续超声检测监测排卵的状况以及观察卵泡的发育、子宫内膜的厚度以及其特点等。GnRH刺激实验、阴道分泌物、细胞学检查和子宫内膜活检也有助于排卵障碍的诊断。

（三）机械因素

机械因素约占不孕症的20%，常见的原因为输卵管问题、子宫内膜异位症和生殖器官畸形。内镜检查是此类疾病诊断最准确的方法，有的国家甚至已经将内镜检查作为不孕症的常规检查。输卵管通液术以及子宫输卵管造影也可用于了解输卵管以及子宫的情况。

（四）免疫性不孕

免疫性不孕约占不孕症的5%，最常见的为女方血清内抗精子抗体（AsAb）和女方血清内抗心磷脂抗体（ACA），可用酶联免疫吸附试验（ELISA）测定血液中抗体，阳性对妊娠可能有不利影响。子宫内膜局部的免疫问题也可导致不孕症的发生，诊断主要依靠内膜活检。

（五）不明原因

真正不明原因的不孕症不超过5%，只有在所有的不孕症检查正常和腹腔镜检查之后，才能确定。

七、女性生殖器官发育异常检查的选择

随着诊断技术的进展，女性生殖器官发育异常的检查符合率也越来越高。超声最常用于子宫发育异常的诊断，有简便、直观、无损伤的特点，但与操作

者相关性大，CT 和 MRI 可以间接了解生殖器官发育异常的情况，分辨率高，观察更全面，由于泌尿和生殖系统都发生于中胚层，肾盂静脉造影可明确有无合并泌尿系统畸形。内镜检查可以直接观察器官形态，并可同时进行某些矫正手术，正越来越多的应用于生殖器官畸形的诊断。

（一）外生殖器发育异常

女性外生殖器发育异常中最常见的是处女膜闭锁和外生殖器男性化，诊断主要靠病史、临床表现和体征，辅助检查主要是超声和染色体核型分析。

（二）阴道发育异常

阴道发育异常主要包括三类：先天无阴道、副中肾管尾端融合异常和阴道腔化障碍。根据病史、症状和体格检查诊断一般不难，超声检查可以鉴别异常的类型，宫腔造影能够显示异常的结构，泌尿系统造影检查可明确有无合并泌尿系统畸形。

（三）子宫发育异常

子宫发育异常是生殖器官畸形中最常见的一种，临床上由此造成的不孕及异常妊娠也较为多见。常见的子宫畸形有先天性无子宫或子宫发育不全、单角子宫或残角子宫、双子宫、纵隔子宫、双角子宫和鞍形子宫。超声是子宫发育异常最常用的检查手段，但需要丰富的经验，子宫输卵管造影是诊断子宫畸形的主要方法，可显示各种类型的异常。腹腔镜和宫腔镜检查能够直接观察生殖器官形态，在有多个部位畸形同时存在时，能够提供更全面的了解，并且在检查的同时可以进行某些矫正手术，越来越多的应用于到生殖器官畸形的诊断。

（四）输卵管和卵巢发育异常

输卵管和卵巢发育异常较为少见，其最大的影响在于不孕或导致宫外孕的发生，卵巢发育异常多见于 Turner 综合征，超声检查、腹腔镜检查都有助于诊断，必要时可进行活组织检查和染色体核型分析，泌尿系统造影可用于明确有无泌尿器官异常。

八、盆底功能障碍检查的选择

（一）盆腔脏器脱垂

体格检查包括全身检查、专科检查和神经肌肉检查。其中专科检查主要观察患者放松状态下以及屏气用力状态下的最大脱垂情况，检查结果用盆腔器官脱垂定量系统（POPQ）记录。女性盆腔器官脱垂定量系统（POPQ）是1996年被国际尿控协会（ICS）认可的盆腔器官脱垂的标准化描述，并且也是目前大多数研究者和美国卫生研究院（NIH）使用的分类系统，包含了一系列测量女性盆腔器官支持的特定点，容易掌握，广泛用于临床。目前为止，尚没有盆腔器官脱垂的标准化放射学诊断标准，因此临床上影像学的价值有待评估。会阴和阴道超声检查能准确反映尿道结合部的下降，膀胱颈的扩张和逼尿肌的收缩，能无创和准确评价患者膀胱尿道部和尿道近段的位置和活动性。

（二）压力性尿失禁

压力性尿失禁（SUI）的诊断除了患者症状外，还需要相关的辅助检查以排除急迫性尿失禁、充盈型尿失禁等情况。Q-tip检查是常用的尿道活动性检查，目前区分正常和异常的资料很少，而且倾角并不能对压力性尿失禁诊断的敏感性和特异性有意义，通常认为最大排空角超过30°为异常，其他还包括咳嗽压力试验和指压实验，体检评估盆腔脏器脱垂情况等，都有助于压力性尿失禁的鉴别。

（三）尿动力学检查

复杂原因引起的尿失禁通常需要尿动力学检查，尿动力学检查包括实验室尿动力学研究和便携式尿动力学（AUD）。尿道压力和漏尿点压力研究是两项不同的尿动力学检查，但两者在临床上存在差异，使用仍然具有争议，两者似乎可以反映尿失禁的严重程度，但没有研究来确认和证实一个界值，也极少有资料支持其对女性压力性尿失禁鉴别诊断有用。

第二章

女性生殖内分泌疾病

第一节　经前期综合征

经前期综合征（premenstrual syndrome，PMS）又称经前紧张症（premenstrual tension）或经前紧张综合征（premenstrual tension syndrome，PMTS），是育龄妇女常见的问题。PMS是指月经来潮前7~14天（即在月经周期的黄体期），周期性出现的躯体症状（如乳房胀痛、头痛、小腹胀痛、水肿等）和心理症状（如烦躁、紧张、焦虑、嗜睡、失眠等）的总称。PMS症状多样，除上述典型症状外，自杀倾向、行为退化、嗜酒、工作状态差甚至无法工作等也常出现于PMS。由于PMS临床表现复杂且个体差异巨大，因此诊断的关键是症状出现的时间及严重程度。伴有严重情绪不稳定者称为经前焦虑障碍（premenstrual dysphoric disorder，PMDD）。

PMS的临床特点必须考虑：①在大多数月经周期的黄体期，再发性或循环性出现症状。②症状于经至不久缓解，在卵泡期持续不会超过一周。③招致情绪或躯体苦恼或日常功能受累或受损。④症状的再发，循环性和定时性，症状的严重性和无症状期均可通过前瞻性逐日评定得到证实。

PMS的患病率各地报道不一，这与评定方法（回顾性或前瞻性）、调查者的专业、调查样本人群、症状严重水平不一，以及一些尚未确定的因素有关。在妇女生殖阶段可发生，初潮后未婚少女的患病率低，产后倾向出现 PMS。虽然 50%~80%的生育期妇女普遍存在轻度以上的经前症状，约 30%~40%有 PMS 症状的妇女需要治疗，3%~8%的妇女受到符合 DSM-Ⅳ标准的 PMDD 的困扰。然而，大多数有经前症状的女性没有得到诊断或治疗。

一、病因与发病机制

近年研究表明，PMS 病因涉及诸多因素的联合，如社会心理因素、内分泌因素及神经递质的调节等。但 PMS 的准确机制仍不明，一些研究结果尚有矛盾之处，进一步的深入研究是必要的。

（一）社会心理因素

情绪不稳定及神经质、特质焦虑者容易体验到严重的 PMS 症状。应激或负性生活事件可加重经前症状，而休息或放松可减轻，均说明社会心理因素在 PMS 的发生或延续上发挥作用。

（二）内分泌因素

1. 孕激素

这一疾病仅出现于育龄女性，青春期前、妊娠期、绝经后期均不会出现，且仅发生于排卵周期的黄体期。给予外源性孕激素可诱发此病，在激素补充疗法（hormone replace therapy，HRT）中使用孕激素建立周期引发的抑郁情绪和生理症状同 PMS 相似；曾患有严重 PMS 的女性，行子宫加双附件切除术后给予 HRT，单独使用雌激素不会诱发 PMS，而在联合使用雌孕激素时 PMS 复发。相反，卵巢内分泌激素周期消失，如双卵巢切除或给予促性腺激素释放激素激动剂（gonadotropin releasing hormone antagonist，GnRHa）均可抑制原有的 PMS 症状。因此，卵巢激素尤其是孕激素可能与 PMS 的病理机制有关，孕激素可增加女性对甾体类激素的敏感性，使中枢神经系统受激素波动的影响增加。

2. 雌激素

（1）雌激素降低学说：正常情况下雌激素有抗抑郁效果，经前雌激素水平下降可能与 PMS 特别是经前心境恶劣的发生有关。

（2）雌激素过多学说：雌激素水平绝对或相对高，或者对雌激素的特异敏感性可招致 PMS。具有经前焦虑的妇女，雌激素/黄体酮比值较高。雌孕激素比例异常可能与 PMS 发生有关。

3. 雄激素

妇女雄激素来自卵巢和肾上腺。在排卵前后，血中睾酮水平随雌激素水平的增高而上升，且由于大部分来自肾上腺，故于围月经期并不下降，其时睾酮/雌激素及睾酮/孕激素之比处于高值。睾酮作用于脑可增强两性的性驱力和攻击行为，而雌激素和孕酮可对抗之。经前期雌激素和孕酮水平下降，脑中睾酮失去对抗物，这至少与一些人 PMS 的发生有关，特别是心境改变和其他精神病理表现。

（三）神经递质

研究表明在 PMS 女性中血清性激素的浓度表现为正常，这表明除性激素外还可能有其他因素作用。PMS 患者常伴有中枢神经系统某些神经递质及其受体活性的改变，这种改变可能与中枢对激素的敏感性有关。一些神经递质可受卵巢甾体激素调节，如 5-羟色胺（5-hydroxytryptamine，5-HT）、乙酰胆碱、去甲肾上腺素、多巴胺等。

1. 乙酰胆碱（Acetylcholine，Ach）

Ach 单独作用或与其他机制联合作用与 PMS 的发生有关。在人类 Ach 是抑郁和应激的主要调节物，引起脉搏加快和血压上升，负性情绪，肾上腺交感胺释放和止痛效应。

2. 5-HT 与 γ-氨基丁酸

某些神经递质在经前期综合征中发挥关键作用。PMDD 患者与患 PMS 但无情绪障碍者及正常对照组相比，5-HT 在卵泡期增高，黄体期下降，波动明显增大。5-羟色胺能系统对情绪、睡眠、性欲、食欲和认知具有调节功能，在抑郁的发生发展中起到重要作用。雌激素可增加 5-HT 受体的数量及突触后膜对 5-HT 的敏感性，并增加 5-HT 的合成及其代谢产物 5-羟吲哚乙酸的水平。有临床研究显示选择性 5-HT 再摄取抑制剂（selective serotonin reuptake inhibitors，SSRIs）可增加血液中 5HT 的浓度，对治疗 PMS/PMDD 有较好的疗效。

另外，有研究认为在抑郁、PMS、PMDD 的患者中 γ-氨基丁酸（γ-aminobutyric acid，GABA）活性下降，认为 PMDD 患者可能存在 GABA 受体功能的异常。

3. 类鸦片物质与单胺氧化酶

目前认为在性腺类固醇激素影响下，过多暴露于内源性鸦片肽并继之脱离接触可能参与 PMS 的发生。持单胺氧化酶（monoamme oxidase，MAO）学说则认为 PMS 的发生与血小板 MAO 活性改变有关，而这一改变是受孕酮影响的。正常情况下，雌激素对 MAO 活性有抑制效应，而黄体酮对组织中 MAO 活性有促进作用。MAO 活性增强被认为是经前抑郁和雌激素/孕激素不平衡发生的中介。MAO 活性增加可以减少有效的去甲肾上腺素，导致中枢神经元活动降低和减慢。MAO 学说可解释经前抑郁和嗜睡，但无法说明其他众多的症状。

4. 其他

前列腺素可影响钠潴留，以及精神、行为、体温调节及许多 PMS 症状，前列腺素合成抑制剂能改善 PMS 躯体症状。一般认为此类非甾体抗感染药物可降低引起 PMS 症状的中介物质的组织浓度起到治疗作用。维生素 B_6 是合成多巴胺与五羟色胺的辅酶，维生素 B_6 缺乏与 PMS 可能有关，一些研究发现维生素 B_6 治疗似乎比安慰剂效果好，但结果并非一致。

二、临床表现

近年研究提出大约 20 类症状是常见的，包括躯体、心理和行为三个方面。其中恒定出现的是头痛、疼痛、肿胀、嗜睡、易激惹、抑郁、行为笨拙、渴望食物。但表现有较大的个体差异，取决于躯体健康状态，人格特征和环境影响。国际经前期紊乱协会将上述的经前期症状分为以下两类：①核心 PMD，其特点为通常伴有自发性排卵的月经周期；②可变 PMD，与核心 PMD 相比较为复杂。变异 PMD 在经前期加重，是在无排卵周期中出现的症状，在排卵周期和孕激素作用周期中类似症状中不会发生。

（一）躯体症状

1. 水潴留

经前水潴留一般多见于踝、小腿、手指、腹部和乳房，可导致乳房胀痛、体重增加、面部虚肿和水肿，腹部不适或胀满或疼痛，排尿量减少。这些症状往往在清晨起床时明显。

2. 疼痛

头痛较为常见，背痛、关节痛、肌肉痛、乳房痛发生率也较高。

3. 自主神经功能障碍

常见恶心、呕吐、头晕、潮热、出汗等。可出现低血糖，许多妇女渴望摄入甜食。

（二）心理症状

主要为负性情绪或心境恶劣。

1. 抑郁

心境低落、郁郁不乐、消极悲观、空虚孤独，甚至有自杀意念。

2. 焦虑、激动

烦躁不安，似感到处于应激之下。

3. 运动共济和认知功能改变

可出现行动笨拙、运动共济不良、记忆力差、自感思路混乱。

（三）行为改变

可表现为社会退缩，回避社交活动；社会功能减低，判断力下降，工作时失误；性功能减退或亢进等。

三、诊断与鉴别诊断

（一）诊断标准

PMS具有三项属性（经前期出现，在此以前无同类表现，经至消失），诊断一般不难。美国国立精神卫生研究院的工作定义如下：一种周期性的障碍，其严重程度是以影响一个妇女生活的一些方面（如为负性心境，经前一周心境障碍的平均严重程度较之经后一周加重30%），而症状的出现与月经有一致的和可以预期的关系。这一定义规定了PMS的症状出现与月经有关，对症状的严重程度做出定量化标准。

（二）诊断方法

严重问题的每日评定记录表（daily record of severity of problems，DRSP）可让PMS诊断更明确。这个图表是用来记录情绪和身体与月经周期相关的症状。要求患者在没有任何前瞻性治疗下，至少连续2个月描述他们的症状。医生通过了解症状发生的时间、每个月经周期症状的变化，月经后1~2天症状消失来做出判断。

（三）鉴别诊断

1. 月经周期性精神病

PMS可能是在内分泌改变和心理–社会因素作用下起病的，而月经周期性精神病则有着更为深刻的原因和发病机制。PMS的临床表现是以心境不良和众多躯体不适组成，不致发展为重性精神病形式，可与月经周期性精神病区别。

2. 抑郁症

PMS妇女有较高的抑郁症发生风险以及抑郁症患者较之非情感性障碍患者有较高的PMS发生率，已如上述。根据PMS和抑郁症的诊断标准，可做出鉴别。

3. 其他精神疾病经前恶化

根据PMS的诊断标准与其他精神疾病经前恶化进行区别。

四、治疗

PMS 的治疗应针对躯体、心理症状、内在病理机制和改变正常排卵性月经周期等方面。此外，心理治疗和家庭治疗亦受到较多的重视。轻症 PMS 病例采取环境调整、适当膳食、身体锻炼、改善生活方式、应激处理和社会支持等措施即可，重症患者则须实施以下治疗。

（一）非药物治疗

1. 调整生活方式

包括合理的饮食与营养、适当的身体锻炼、戒烟、限制盐和咖啡的摄入。可改变饮食习惯，增加钙、镁、维生素 B_6、维生素 E 的摄入等，但尚没有确切一致的研究表明以上维生素和微量元素治疗的有效性。体育锻炼可改善血液循环，但其对 PMS 的预防作用尚不明确，多数临床专家认为每日锻炼 20~30 分钟有助于加强药物治疗和心理治疗的效果。

2. 心理治疗

心理因素在 PMS 发生中所起的作用是不容忽视的。精神刺激可诱发和加重 PMS。要求患者日常保持乐观情绪，生活有规律，参加运动锻炼，增强体质，行为疗法曾用以治疗 PMS，放松技术有助于改善疼痛症状。生活在经前综合征妇女身边的人，如父母、丈夫、子女等，要多关心患者，对她们在经前出现的心境烦躁、易激惹等表现给以容忍和同情。工作周围的人也应体谅她们经前发生的情绪症状，在各方面予以照顾，避免她们在此期间从事驾驶或其他具有危险性的作业。

3. 膳食补充

膳食补充剂已被证明是对 PMS 症状有积极作用。与安慰剂组相比，每天服用1 200mg碳酸钙的 PMDD 妇女，可减少 48% 与情感和身体相关的 PMS 症状。另一项研究表明，每日服用 80mg 的维生素 B_6 与安慰剂组相比，可减少情绪相关的 PMS 症状，但对躯体相关症状无效。大剂量（大于 300mg）维生素 B_6 可能与外周神经病变相关；然而，中等剂量的维生素 B_6 可在不良反应最小的情况下，缓解 PMS 症状。

（二）药物治疗

1. 精神药物

（1）抗抑郁药：5-羟色胺再摄取抑制剂（selective serotonergic reuptake inhibitors，SSRIs）对 PMS 有明显疗效，达 60%~70%且耐受性较好，目前被认为是一线药物。如氟西汀（百忧解）20mg 每日一次，经前口服至月经第 3 天。减轻情感症状优于躯体症状。

舍曲林（sertraline）剂量为每日 50~150mg。三环类抗抑郁药氯丙米嗪（clomipramine）是一种三环类抑制 5-羟色胺和去甲肾上腺素再摄取的药物，每天 25~75mg 对控制 PMS 有效，黄体期服药即可。SSRIs 与三环类抗抑郁药物相比，无抗胆碱能、低血压及镇静等不良反应，并具有无依赖性和无特殊的心血管及其他严重毒性作用的优点。SSRIs 除抗抑郁外也有改善焦虑的效应，目前应用明显多于三环类。

（2）抗焦虑药：苯二氮䓬类用于治疗 PMS 已有很长时间，如阿普唑仑为抗焦虑药，也有抗抑郁性质，用于 PMS 获得成功，起始剂量为 0.25mg，1 天 2~3 次，逐渐递增，每日剂量可达 2.4mg 或 4mg，在黄体期用药，经至即停药，停药后一般不出现戒断症状。

2. 抑制排卵周期

（1）口服避孕药：作用于 H-P-O 轴可导致不排卵，常用以治疗周期性精神病和各种躯体症状。口服避孕药对 PMS 的效果不是绝对的，因为一些亚型用本剂后症状不仅未见好转反而恶化。就一般病例而论复方短效单相口服避孕药均有效。国内多选用复方炔诺酮或复方甲地孕酮。

（2）达那唑：一种人工合 17α-乙炔睾酮的衍生物，对下丘脑-垂体促性腺激素有抑制作用。每天 100~400mg 对消极情绪、疼痛及行为改变有效，每天 200mg 能有效减轻乳房疼痛。但其雄激素活性及致肝功能损害作用，限制了其在 PMS 治疗中的临床应用。

（3）促性腺激素释放激素激动剂（GnRHa）：GnRHa 在垂体水平通过降调节抑制垂体促性腺激素分泌，造成低促性腺激素水平及低雌激素水平，达到药物切除卵巢的疗效。有随机双盲安慰剂对照研究证明 GnRHa 治疗 PMS 有效。单独应用 GnRHa 应注意低雌激素血症及骨量丢失，故治疗第 3 个月应采用反加疗法（add-back therapy）克服其不良反应。

（4）手术切除卵巢或放射破坏卵巢功能：虽然此方法对重症 PMS 治疗有效，但卵巢功能破坏导致绝经综合征及骨质疏松性骨折、心血管疾病等风险增加，应在其他治疗均无效时酌情考虑。此方法对中、青年女性患者不宜采用。

3. 其他

（1）利尿剂：PMS 的主要症状与组织和器官水肿有关。醛固酮受体拮抗剂螺内酯不仅有利尿作用，对血管紧张素功能亦有抑制作用。剂量为 25mg，每天 2~3 次，可减轻水潴留，并对减轻相关精神症状亦有效。

（2）抗前列腺素制剂：经前子宫内膜释放前列腺素，改变平滑肌张力，免疫功能及神经递质代谢。抗前列腺素如甲芬那酸 250mg，每天 3 次，于经前 12 天起服用。餐中服可减少胃刺激。如果疼痛是 PMS 的标志，抗前列腺素除了对痛经、乳胀、头痛、痉挛痛、腰骶痛有效，对紧张易怒症状也有报告有效。

（3）多巴胺拮抗剂：高催乳素血症与 PMS 关系已有研究报道。溴隐亭为多巴胺拮抗剂，可降低 PRL 水平并改善经前乳房胀痛。剂量为 2. 5mg，每日 2 次，餐中服药可减轻不良反应。

五、临床特殊情况的思考和建议

月经前周期性发生躯体精神及行为症状影响妇女日常生活和工作，称为经前期综合征，伴有严重情绪不稳定者称为经前焦虑障碍。病因涉及心理、激素、大脑神经系统之间的相互作用，但确切作用机制尚未明了。轻症 PMS 病例通过调整环境、改善生活方式、提供社会支持等予以治疗。重症患者尤其伴有明显负性情绪或心境恶劣如焦虑、抑郁、甚至有自杀意念等，应及时与精神疾病科联系，协作管理治疗，包括采用抗抑郁、抗焦虑药物进行治疗。

第二节 异常子宫出血

异常子宫出血（abnormal uterine bleeding，AUB）是青春期和育龄期女性常见的妇科症状，给患者健康及生活造成严重的不良影响。2011 年国际妇产科联盟（FIGO）提出了育龄期女性异常子宫出血的 PALM-COEIN 分类系统，2012 年美国妇产科医师协会接受了该分类系统，2014 年中华妇产科学会的指南也接受了该分类系统，目前该系统已被全球妇产科医生广泛接受。排卵障碍性异常子宫出血（abnormal uterine bleeding associated with ovulatory dysfunction，AUB-O）是无排卵、稀发排卵和黄体功能不足引起的异常子宫出血，多与下丘脑-垂体-卵巢轴功能异常有关。本节将主要介绍无排卵和黄体功能不足引起的异常子宫出血。

一、无排卵性异常子宫出血

（一）发病机制

从青春期到绝经前，女性均可发生排卵障碍，但它们的发病机制各不相同。年轻女性不排卵的原因是下丘脑-垂体-卵巢轴功能障碍，雌激素正反馈机制未建立或存在缺陷；围绝经期女性不排卵的原因是卵巢储备功能下降，雌激素正反馈可能正常；由于卵巢对促性腺激素不敏感，卵泡发育不良，卵泡分泌的雌激素达不到诱发正反馈的阈值水平。

在一个正常的排卵性周期中，卵巢内依次出现卵泡生长发育、排卵、黄体生长和黄体溶解，排卵前卵巢只分泌雌激素，排卵后卵巢同时分泌雌激素和孕激素。黄体晚期黄体溶解，女性体内的雌激素和孕激素撤退，水平下降。在卵巢雌、孕激素的序贯作用下，子宫内膜依次出现增殖变厚、分泌反应、子宫内膜脱落和修复。在排卵性月经周期中，月经周期、月经期和月经量相对稳定，可预测。

无排卵时卵巢只分泌雌激素，不分泌孕激素。在无孕激素对抗的雌激素长期作用下，子宫内膜增殖变厚。当雌激素水平急剧下降时，大量子宫内膜脱落，子宫出血很多，这种情况称为雌激素撤退性出血。在雌激素水平下降幅度小时，脱落的子宫内膜量少，子宫出血也少，这种出血称为雌激素突破性出血。另外，当增殖变厚的内膜需要更多的雌激素而卵巢分泌的雌激素却未增加时也会出现子宫出血，这种出血也属于雌激素突破性出血。

由于没有孕激素的作用，无排卵时的子宫内膜脱落和修复变得不规律、不可预测，临床上表现为月经周期不固定、出血时间长度不等、出血量多少不定。雌激素水平升高时，子宫内膜增殖覆盖创面，出血就会停止。孕激素可以使增殖的内膜发生分泌反应，子宫内膜间质呈蜕膜样改变，这是孕激素止血的机制。

（二）临床表现

临床上主要表现为月经失调，即月经周期、经期和月经量的异常变化。

1. 症状

无排卵多见于青春期及围绝经期妇女，临床上表现为月经周期紊乱，经期长短不一，出血量时多时少。出血少时患者可以没有任何自觉症状，出血多时会出现头晕、乏力、心悸等贫血症状。

2. 体征

体征与出血量多少有关，大量出血导致继发贫血时，患者皮肤、黏膜苍白，心率加快；少量出血无上述体征。妇科检查无异常发现。

（三）辅助检查

1. 基础体温测定

基础体温单相提示无排卵。

2. 激素测定

包括生殖功能、甲状腺功能及肾上腺皮质功能等有关激素的测定。

3. 影像学检查

最常用的是超声检查，在评估脑垂体时可能需要进行 CT 和 MRI 检查。

（四）诊断和鉴别诊断

1. 诊断

根据病史、临床表现和辅助检查，无排卵性异常子宫出血不难诊断。由于 AUB 可以由单个或多个病因引起，因此在诊断无排卵性 AUB 时还要注意鉴别其他类型的异常子宫出血。病史对排除其他系统疾病具有重要意义。对任何有性生活史者均应做妊娠试验，以排除妊娠相关疾病；对子宫内膜病变高危人群，需要刮宫排除子宫内膜病变。超声检查在异常子宫出血的诊断中具有重要意义，如果超声发现有引起异常出血的器质性子宫病变，则可排除AUB-O。另外，超声检查对治疗也有指导意义。如果超声提示子宫内膜厚，那么孕激素止血的效果可能较好；如果内膜薄，雌激素治疗的效果可能较好。

2. 鉴别诊断

AUB-O 须与各种子宫器质性疾病引起的异常子宫出血相鉴别。在AUB-O 诊断建立后，还需要完善各项内分泌检查、影像学检查以确定导致排卵障碍的基础病因。

排卵障碍的病因。

（1）生理性：①青春期早期。②围绝经期。③妊娠。④哺乳。

（2）病理性：①高雄激素血症（如多囊卵巢综合征、先天性肾上腺皮质增生、分泌雄激素的肿瘤等）。②下丘脑功能失调（如减肥后、运动性和精神紧张等）。③垂体疾病。④高泌乳素血症。⑤甲状腺功能异常。⑥特发性卵巢功能不全。⑦医源性。⑧药物性。

（五）治疗

根据具体病因选择合适的治疗方案，尽量做到对因治疗，例如高雄激素血症者首选抗高雄激素治疗，年轻高泌乳素血症者首选多巴胺受体激动剂治疗等。可是大多数 AUB-O 患者无法做到对因治疗，只能对症处理。急性出血时以止血为首要治疗，出血停止后应选择适当的孕激素或以孕激素为主的治疗方案调整周期，减少远期并发症的发生；有生育要求者选择促排卵治疗。

1. 急性出血的治疗

止血的方法包括激素止血和手术止血。激素止血治疗的方案有多种，应根据具体情况如患者年龄、诊断、既往治疗的效果、出血时间、出血量等来决定激素的种类和剂量。在开始激素治疗前必须明确诊断，需要强调的是除青春期患者外，其他患者尤其是绝经前妇女更是如此。诊刮术和分段诊刮术既可以刮净子宫内膜，刺激子宫收缩、迅速止血，又可进行病理检查以了解有无内膜病变。

（1）雌激素止血：雌激素止血的机制是使子宫内膜继续增生，覆盖子宫内膜脱落后的创面，起到修复作用。另外雌激素还可以升高纤维蛋白原水平，增加凝血因子，促进血小板凝集，使毛细血管通透性降低，从而起到止血作用。雌激素止血适用于内膜较薄的大出血患者。

己烯雌酚（diethylstibestrol，DES，乙底酚）：开始用量为每天 1~2mg，每 8 小时一次，血止 3 天后开始减量，每 3 天减一次，每次减量不超过原剂量的 1/3。维持量为每天 0.5~1mg。止血后维持治疗 20 天左右，在停药前 5~10 天加用孕激素，如醋酸甲羟孕酮片每天 10mg。停己烯雌酚和醋酸甲羟孕酮片 3~7 天后会出现撤药性出血。由于己烯雌酚胃肠道反应大，许多患者无法耐受，因此现在多改用戊酸雌二醇片。

戊酸雌二醇（estradiol valerate）：片剂，每天 2mg。出血多时口服每次 2~6mg，每 6~8 小时一次。血止 3 天后开始减量，维持量为每天 2mg。具体用法同己烯雌酚。

苯甲酸雌二醇（estradiol benzoate）：针剂，每支 2 毫克。出血多时每次注射 1 支，每 6~8 小时肌内注射一次。血止 3 天后开始减量，具体用法同己烯雌酚，减至每天 2mg 时，可改口服戊酸雌二醇。由于肌内注射不方便，因此目前很少使用苯甲酸雌二醇止血。

在使用雌激素止血时，停用雌激素前一定要加孕激素。如果不加孕激素，停用雌激素就相当于人为地造成了雌激素撤退性出血。围绝经期妇女是子宫内膜病变的高危人群，因此在排除子宫内膜病变之前应慎用雌激素止血。子宫内膜比较厚时，需要的雌激素量较大，使用孕激素或复方口服避孕药治疗可能更好。

（2）孕激素止血：孕激素的作用机制主要是转化内膜，其次是抗雌激素。临床上根据病情，采用不同方法进行止血。孕激素止血既可以用于年轻女性患者的治疗，也可以用于围绝经期患者的治疗。少量出血和中量出血时多选用孕激素；大量出血时既可以选择雌激素，也可以选择孕激素，他们的疗效相当。一般来讲内膜较厚时，多选用孕激素，内膜较薄时多选雌激素。

临床上常用的孕激素有醋酸炔诺酮、醋酸甲羟孕酮、醋酸甲地孕酮和黄体酮，止血效果最好的是醋酸炔诺酮，其次是醋酸甲羟孕酮和醋酸甲地孕酮，最差的是黄体酮，因此大出血时不选用黄体酮。

1）少量子宫出血时的止血：孕激素使增生期子宫内膜发生分泌反应后，子宫内膜可以完全脱落。通常用药后阴道流血减少或停止，停药后产生撤药性阴道流血，7~10 天后出血自行停止。该法称为“药物性刮宫”，适用于少量长期子宫出血者。方法，黄体酮针每天 10mg，连用 5 天；或用醋酸甲羟孕酮片每天 10~12mg，连用 7~10 天；或醋酸甲地孕酮片每天 5mg，连用 7~10 天。

2）中多量子宫出血时的止血：醋酸炔诺酮片（norethindrone，norethisteron，norlutin，妇康片）属 19-去甲基睾酮类衍生物，止血效果较好，临床上常用。每片剂量为 0.625mg，每次服 5mg，每 6~12 小时一次（大出血每 6~8 小时 1 次，中量出血每 12 小时 1 次）。阴道流血多在半天内减少，3 天内血止。血止 3 天后开始减量，每 3 天减一次，每次减量不超过原剂量的 1/3，维持量为每天 5mg，血止 20 天左右停药。如果出血很多，开始可用每次 5~10mg，每 3 小时一次，用药 2~3 次后改 8 小时一次。治疗时应叮嘱患者按时、按量用药，并告知停药后会有撤药性出血，不是症状复发，用药期间注意肝功能。

醋酸甲地孕酮片（megestrol acetate，妇宁片）：属孕酮类衍生物，每片 1mg，中多量出血时每次口服 10mg，每 6~12 小时一次，血止后渐减量，减量原则同上。与醋酸炔诺酮片相比，醋酸甲地孕酮片的止血效果差，对肝功能的影响小。

醋酸甲羟孕酮片（medroxyprogesterone acetate，安宫黄体酮）：属孕酮衍生物，对子宫内膜的止血作用逊于醋酸炔诺酮片，但对肝功能影响小。中多量出血时每次口服 10~12mg，每 6~12 小时一次，血止后逐渐减量，递减原则同上，维持量为每天 10~12mg。

（3）复方口服避孕药：复方口服避孕药是以孕激素为主的雌孕激素联合方案。大出血时每次服复方口服避孕药 1~2 片，每 8~12 小时 1 次。血止 2~3 天后开始减量，每 2~3 天减一次，每次减量不超过原剂量的 1/3，维持量为每天 1~2 片。

大出血时国外最常用的是复方口服避孕药，24 小时内多数出血会停止。

（4）激素止血时停药时机的选择：一般在出血停止 20 天左右停药，主要根据患者的一般情况决定停药时机。如果患者一般情况好、恢复快，就可以提前停药，停药后 2~5 天，会出现撤药性出血。如果出血停止 20 天后，贫血还没有得到很好的纠正，可以适当延长使用激素时间，以便患者得到更好的恢复。

（5）其他药物治疗：

1）雄激素：雄激素既不能使子宫内膜增生，也不能使增生的内膜发生分泌反应，因此它不能止血。虽然如此，可是雄激素可以减少出血量。雄激素不可单独用于无排卵性功血的治疗，它需要与雌激素或（和）孕激素联合使用。临床上常用丙酸睾丸酮（testosterone propionate），每支 25mg，在出血量多时每天 25~50mg 肌内注射，连用 2~3 天，出血明显减少时停止使用。注意为防止发生男性化和肝功能损害，每月总量不宜超过 300mg。

2）其他止血剂：如巴曲酶、6-氨基己酸、氨甲苯酸、氨甲环酸（止血环酸）和非甾体类抗感染药等。由于这些药不能改变子宫内膜的结构，因此他们只能减少出血量，不能从根本上止血。大出血时静脉注射巴曲酶 1KU 后的 30 分钟内，阴道出血会显著减少。因此巴曲酶适于激素止血的辅助治疗。6-氨基己酸、氨甲苯酸和氨甲环酸属于抗纤维蛋白溶解药，它们也可减少出血。

大出血时，为迅速减少出血，可同时使用雌激素和孕激素（如复方口服避孕药）、雄激素、巴曲酶和抗纤维蛋白溶解药。出血明显减少或停止时，停止使用一般止血药，仅用激素维持治疗。

（6）手术治疗：

1）诊刮术：围绝经期女性首选诊刮术，一方面可以止血，另一方面可用于明确有无子宫内膜病变。怀疑有子宫内膜病变的妇女也应做诊断性刮宫。

少数青春期患者药物止血效果不佳时，也需要刮宫。止血时要求刮净，刮不干净就起不到止血的作用。刮宫后 7 天左右，一些患者会有阴道流血，出血不多时可使用抗纤维蛋白溶解药，出血多时使用雌激素治疗。

由于刮宫不彻底造成的出血则建议使用复方口服避孕药治疗，或者选择再次刮宫。

2）子宫内膜去除术：目前有多种去除子宫内膜的方法，但均不作为一线治疗。理论上讲单一的子宫内膜去除术不能避免子宫内膜病变的发生。

2. 调整周期

对 AUB-O 患者来说，止血只是治疗的第一步，几乎所有的患者都还需要调整周期。年轻女性发生不排卵的根本原因是下丘脑-垂体-卵巢轴功能紊乱，雌激素正反馈机制存在缺陷。雌激素正反馈机制受精神、营养等因素影响，容易受到干扰，部分患者可能在整个青春期和育龄期都存在排卵障碍。因此，年轻的 AUB-O 患者须定期随访。

围绝经期 AUB-O 发生的原因是卵巢功能衰退，随着年龄的增加，卵巢功能只能越来越差。因此，理论上讲围绝经期 AUB-O 患者不可能恢复正常，这些患者需要长期随访、调整周期，直到绝经。

目前常用的调整周期方法如下。

（1）序贯疗法：适用于青春期和生育期妇女。月经周期（或撤退性出血）的第3~5天开始服用雌激素（戊酸雌二醇片每天1～2mg或炔雌醇片每天0.05mg），连用22天，在服药的最后7～10天加用孕激素（醋酸甲羟孕酮片每天10mg或黄体酮针每天10mg或醋酸甲地孕酮片每天5mg）。停药3~7天会出现撤药性出血。

（2）联合疗法：适用于雌激素水平偏高或子宫内膜较厚者。可服用短效口服避孕药如复方去氧孕烯片、复方孕二烯酮片、复方炔诺酮片、复方甲地孕酮片和炔雌醇环丙孕酮片等。此类复合制剂含有雌、孕激素，长期使用使子宫内膜变薄，撤退性流血减少。月经周期（撤退性流血）的第3~5天开始服用，连用21天。

有高雄激素血症的患者也选择雌、孕激素联合疗法，因为雌、孕激素联合使用可抑制卵巢雄激素的合成。疗效最好的是炔雌醇环丙孕酮片。

（3）孕激素疗法：适用于各个年龄段的妇女，但多用于围绝经期妇女。传统的孕激素疗法称为孕激素后半周期疗法，从月经周期的第14天开始，每天口服醋酸甲羟孕酮片10mg，连用10天左右。有学者认为孕激素后半周期疗法太死板，无法满足不同患者的需要，不符合个体化用药的原则。对大多数患者来说，每1~2个月来一次月经就可以避免发生大出血和子宫内膜病变。用法，从月经周期的第14~40天开始，每天口服醋酸甲羟孕酮片10mg，连用10天左右。

对青春期和生育年龄的女性来说，一般使用3~6个周期后停药观察。如果月经还不正常，需要继续随访治疗。围绝经期妇女应一直随访治疗到绝经。

（4）左炔诺孕酮宫内缓释系统（levonorgestrel-releasing intrauterine system, LNG-IUS）：该系统内含有LNG，开始时每天释放LNG 20μg，使用超过5年后平均每天释放LNG 15μg。该系统可以有效减少子宫出血量，降低子宫内膜病变的发生率，目前认为适用于各个年龄段的有性生活史、但没有生育要求的AUB-O患者。

3. 促卵泡发育和诱发排卵

仅适用于有生育要求的妇女，不主张用于青春期女性，不可用于围绝经期妇女。氯米芬（克罗米芬）是经典促排卵药，月经周期（或撤药性出血）的第3~5天起给予每天50~150mg，连用5天。其他药物还有HCG和HMG，在卵泡发育成熟时肌内注射HCG 10 000~10 000U诱发排卵；HMG，一支含有FSH和LH各75U，可与氯米芬联合使用，也可单独使用。

二、黄体功能不足

排卵后，在黄体分泌的孕激素的作用下子宫内膜发生分泌反应。在整个黄体期，子宫内膜的组织学形态（子宫内膜分泌反应）是持续变化的；分泌期时相不同，子宫内膜组织学形态也不同。若排卵后子宫内膜组织学变化比黄体发育晚2天以上，则称为黄体功能不足或黄体期缺陷（luteal phase deficiency或luteal phase defect，LPD）。导致黄体功能不足的原因有两个：黄体内分泌功能不足和子宫内膜对孕激素的反应性下降，前者是名副其实的黄体功能不足，后者实质上为孕激素抵抗。

（一）发病机制

目前认为黄体期缺陷的发病机制如下。

1. 卵泡发育不良

黄体是由卵泡排卵后演化而来的，卵泡的颗粒细胞演变成黄体颗粒细胞，卵泡膜细胞演变成黄体卵泡膜细胞。当促性腺激素分泌失调或卵泡对促性腺激素的敏感性下降时，卵泡发育不良，颗粒细胞的数量和质量下降。发育不良的卵泡生成的黄体质量也差，其分泌孕激素的能力下降。

2. 黄体功能不良

黄体的形成和维持与LH有关。当LH峰和黄体期LH分泌减少时，会发生黄体功能不足。另外，如前所述即使LH峰和LH分泌正常，如果卵泡发育不良也会出现黄体功能不足。黄体功能不足体现在两个方面：①黄体内分泌功能低下，分泌的孕酮减少。②黄体生存时间缩短，正常的黄体生存时间为12~16天，黄体功能不足时小于等于11天。

3. 子宫内膜分泌反应不良

黄体功能不足时孕激素分泌减少，子宫内膜分泌反应不良，子宫内膜形态学变化比应有的组织学变化落后2天以上。子宫内膜存在孕激素抵抗时，虽然孕激素水平正常，但由于子宫内膜对孕激素的反应性下降，因此也将出现子宫内膜分泌反应不良。

（二）临床表现

黄体功能不足属于亚临床疾病，其对患者的健康危害不大。患者往往因为不孕不育来就诊。

1. 月经紊乱

由于黄体生存期缩短，黄体期缩短，所以表现为月经周期缩短、月经频发。如果卵泡期延长，月经周期也可在正常范围。

2. 不孕或流产

由于黄体功能不足，患者不容易受孕。即使怀孕，也容易发生早期流产。据报道约3%~20%的不育症与黄体期缺陷有关，另外诱发排卵时常出现黄体功能不足。

（三）辅助检查

临床表现只能为黄体功能不足的诊断提供线索，明确诊断需要一些辅助检查。

1. 子宫内膜活检

是诊断黄体功能不足的金标准。Noyes和Shangold对排卵后每日的子宫内膜特征进行了描述，如果活检的内膜比其应有的组织学变化落后2天以上，即可诊断。活检的关键是确定排卵日，有条件者可通过B超监测和LH峰测定确定排卵日。临床上多选择月经来潮前1~3天活检，但该方法的误差较大。

2. 基础体温（BBT）测定

孕激素可以上调体温调定点，使基础体温升高。一般认为基础体温升高天数小于等于 11 天、上升幅度小于等于 3℃或上升速度缓慢时，应考虑黄体功能不足。需要注意的是，单单测定基础体温对诊断黄体功能不足是不够的。

3. 孕酮测定

孕酮是黄体分泌的主要激素，因此孕酮水平可反映黄体功能。黄体中期血孕酮水平小于 10ng/mL 时，可以诊断黄体功能不足。由于孕酮分泌变化很大，因此单靠一次孕酮测定进行诊断很不可靠。

4. B 超检查

B 超检查可以从形态学上了解卵泡的发育、排卵情况和子宫内膜的情况，对判断黄体功能有一定的帮助。

（四）诊断和鉴别诊断

明确诊断需要子宫内膜活检。另外，根据常规检查很难明确诊断子宫内膜对孕激素的反应性下降。

（五）治疗

目前的处理仅仅针对黄体功能不足。如果子宫内膜对孕激素的反应性下降，则没有有效的治疗方法。

1. 黄体支持

因为人绒毛膜促性腺激素（HCG）和 LH 的生物学作用相似，因此可用于黄体支持治疗。用法：黄体早期开始肌内注射 HCG，每次 1 000IU，每天 1 次，连用 5~7 天；或 HCG 每次 2 000IU，每 2 天 1 次，连用 3~4 次。

在诱发排卵时，如果有发生卵巢过度刺激综合征（OHSS）的风险，则应禁用 HCG，因为 HCG 可以引起 OHSS 或使 OHSS 病情加重。

2. 补充孕酮

治疗不孕症时选用黄体酮制剂，因为天然孕激素对胎儿最安全。如果不考虑生育，而是因为月经紊乱来治疗，可以选择人工合成的口服孕激素，如醋酸甲羟孕酮和醋酸甲地孕酮等。

（1）黄体酮针剂：在自然周期或诱发排卵时，每日肌内注射黄体酮 10~

20mg；在使用 GnRH 激动剂和拮抗剂的周期中，需要加大黄体酮剂量至每天 40~80mg。

（2）微粒化黄体酮胶囊：口服利用度低，因此所需剂量大，根据情况每天口服200~600mg。

（3）醋酸甲羟孕酮片：下次月经来潮前 7~10 天开始用药，每天 8~10mg，连用 7~10 天。

（4）醋酸甲地孕酮片：下次月经来潮前 7~10 天开始用药，每天 6~8mg，连用 7~10 天。

3. 促进卵泡发育

首选氯米芬，从月经的第 3~5 天开始，每天口服 25~100mg，连用 5 天，停药后监测卵泡发育情况。氯米芬疗效不佳者，可联合使用 HMG 和 HCG 治疗。

三、临床特殊情况的思考和建议

（1）青春期女性有异常阴道出血时，不要仅考虑 AUBO，也要考虑其他可能，如妊娠、性传播疾病和生殖道裂伤等。初潮后 3 年内出现排卵障碍属于正常现象，一般不需要特殊处理；如果月经周期显著延长或出现大出血、出血时间过长，就需要激素治疗。

（2）PCOS 是育龄期女性最常见的排卵障碍病因。由于雄激素的作用，PCOS 患者很少出现大出血，一般不需要止血治疗。

（3）35 岁以上的女性如果出现异常子宫出血，应评估子宫内膜病变风险。如果考虑子宫内膜病变风险高，治疗时应首选诊断性刮宫术，排除子宫内膜病变后再给予孕激素治疗。

（4）根据黄体功能不足的定义，目前没有好的诊断黄体功能不足的方法。大部分孕早期流产与黄体功能不足无关，孕激素治疗没有意义。

第三章

盆底疾病

第一节　子宫脱垂

一、ICD 编码

ICD-10：N81.204（203，301）。

二、定义

子宫从正常位置沿阴道向下移动，当宫颈外口达坐骨棘水平以下，甚至整个子宫全部脱出阴道口以外，称子宫脱垂。

三、病因

（1）分娩损伤为最主要病因。

（2）腹腔压力长时间增加。

（3）盆底组织发育不良或退行性变。

四、诊断

（一）临床表现

（1）腰骶部疼痛或下坠感，走路、负重、久蹲后症状加重，休息后可减轻。

（2）肿块自阴道脱出，初起于腹压增加时脱出，休息卧床后能自动回缩。

（3）脱出的组织淤血、水肿、肥大，甚至无法还纳，长期暴露于阴道口外，出现糜烂、溃疡、感染、渗出脓性分泌物。

（4）小便困难，尿潴留，经常有残余尿，并有反复发作的尿频、尿急、尿痛或腹压增加时漏尿。

（二）辅助检查

1. 根据患者平卧用力向下屏气时

子宫下降最低点为分度标准。将子宫脱垂分为3度。

Ⅰ度轻型：宫颈外口距离处女膜缘小于4cm，但未达处女膜缘。

Ⅰ度重型：宫颈已达处女膜缘，但未超出该缘，检查时在阴道口见到宫颈。

Ⅱ度轻型：宫颈已脱出阴道口，但宫体仍在阴道内。

Ⅱ度重型：宫颈及部分宫体已脱出阴道口。

Ⅲ度：宫颈及宫体全部脱出至阴道口外。

2. POP-Q分类法

子宫脱垂的POP-Q分类法见表3-1及表3-2。

表3-1　子宫脱垂评估指示点

指示点	内容描述	范围（cm）
Aa	距处女膜3cm的阴道前壁处	-3、+3
Ba	阴道前壁脱出离处女膜最远处	-3、+TVL
C	宫颈或子宫切除的阴道残端	±TVL
D	后穹隆（没有切除子宫者）	±TVL或空缺
Ap	距处女膜3cm的阴道后壁处	-3、+3
Bp	阴道后壁脱出离处女膜最远处	-3、+TVL

表3-2　子宫脱垂分度

分度	内容
0	没有脱垂，Aa、Ap、Ba、Bp都是-3cm，C点在TVL和-（TVL-2cm）之间
Ⅰ	脱垂最远处在处女膜内，距处女膜大于1cm
Ⅱ	脱垂最远处在处女膜边缘1cm内，不论在处女膜内还是外

续 表

分度	内容
Ⅲ	脱垂最远处在处女膜外，距离处女膜边缘大于1cm，但小于2cm，并小于TVL
Ⅳ	阴道完全或几乎完全脱垂，脱垂最远处超过或等于（TVL-2cm）

五、鉴别诊断

（一）黏膜下子宫肌瘤脱出宫颈外口

往往有月经过多病史，在脱出物上找不到宫颈外口，阴道前后壁不脱垂，双合诊检查时在阴道口可触到子宫颈。

（二）囊肿或肌瘤

可误诊为膀胱膨出或子宫脱垂，但检查时子宫仍在正常位置或被肿块挤向上方，而肿物与宫颈无关。

根据病史及妇科检查，可明确诊断。

六、治疗

（一）非手术治疗

适用于轻度脱垂、年龄大或并发内、外科疾病不能耐受手术、不愿意接受手术的患者。

（1）支持疗法。

（2）子宫托。适用于各度子宫脱垂和阴道前后壁脱垂者。

注意事项：子宫托大小因人而异，以放置后不脱出又无不适感为理想。

（3）盆底肌训练。

（二）手术治疗

1. 手术适应证

适用于Ⅱ度以上脱垂者，并发直肠、膀胱膨出有症状者及非手术治疗无效者。

2. 手术禁忌证

①严重心肺功能不全，不能耐受手术的患者。②未控制的糖尿病、高血压、

凝血功能异常的患者。

3. 手术前注意事项

①充分知情沟通。②必要时应行尿动力学检查决定是否行抗尿失禁手术。③根据患者具体情况及意愿选择术式。

4. 手术方法

①曼氏手术。②阴式全子宫切除术及阴道前、后壁修补术。③使用生物网片的骨盆重建术。④阴道闭合术。

七、疾病评估诊治指引

子宫脱垂一般无生命威胁，可根据病情选择非手术、手术治疗方法，患者如需手术治疗，手术为择期手术，按手术的分级应归为Ⅲ级开放性妇科手术，应由获Ⅲ级该类手术权限的医师予以施行手术。

八、入院标准

（1）盆底器官脱垂达Ⅱ度及以上，伴或不伴有尿失禁。

（2）患者有手术意愿而无手术禁忌证者。

九、会诊标准

（1）存在内、外科并发症，需专科协助诊治。

（2）存在可能影响麻醉的因素，术前需麻醉科评估。

（3）饮食有特殊要求的患者，请营养科协助饮食控制。

十、入出 ICU 标准

（一）入 ICU 标准

（1）严重心、肺疾病。

（2）活动性出血或休克。

（3）麻醉意外抢救成功后。

（4）术后麻醉需要辅助机械通气。

（5）任何一个重要脏器衰竭。

（6）败血症、感染性休克。

（7）术后水、电解质紊乱。

（二）出 ICU 标准

收入 ICU 的患者经过严密监护和治疗后，病情趋于稳定且转入 ICU 的指征已消除后，可转出 ICU 返回普通病房继续进行专科治疗。标准如下。

（1）心率正常。

（2）血流动力学稳定。

（3）呼吸频率正常，呼吸功能障碍已获纠治，血气分析结果正常。

（4）主要脏器功能稳定。

（5）吸氧下无发绀、血氧饱和度大于 90%，无须机械通气、无须给氧。

（6）专科指征。如停留引流管，无活动性出血表现。

十一、术前谈话要点

（一）不接受手术治疗的可能后果

可能病情加重，导致子宫或膀胱、直肠嵌顿不能回纳阴道；影响生活质量。

（二）可供选择的其他治疗方法

盆底肌训练、子宫托治疗、药物治疗等。

（三）术中、术后可能出现的常见情况

（1）膀胱、直肠损伤：一旦损伤，需行修补术或Ⅱ期手术。

（2）阴式全子宫切除+阴道前后壁修补术有 20%～40%的可能失败。

（3）术后复发：术后远期穹隆脱垂可能，可能需要再次行其他手术治疗。

（4）术后排尿困难：多能自行恢复。

（5）术后新发压力性尿失禁：可予非手术治疗，必要时须行抗尿失禁手术。

（6）使用网片的骨盆重建术的常见并发症：如①性交痛。②网片外露或侵蚀，有手术取出部分网片可能。③术后疼痛，多能自行恢复。④网片为永久置入物，无法全部取出。⑤仍有约 10%的失败率。

（7）阴道封闭术：多须切除子宫，失去性生活功能。

十二、常见并发症及处理

（1）术中大出血、盆腔血肿。手术解剖结构要清晰，分离小心，及时结扎血管止血。术后止血治疗，一般经过非手术治疗均可治愈。

（2）直肠、膀胱损伤。常规术前肠道准备，必要时膀胱镜检查，若发现损伤及时行修补术。

（3）术后盆腔感染。术前预防性使用抗生素、术中防止血肿发生、术后加强预防感染。

（4）排尿困难。术中网片或吊带不宜放置过紧；一旦发生，可通过尿道扩张或自行清洁导尿多可恢复。如治疗无效，则术后 3 个月剪除部分网片或吊带。

（5）网片外露或侵蚀。雌激素药膏局部上药，如无效则予剪除部分网片。

（6）新发压力性尿失禁。可再次行无张力尿道中段悬吊带术。

十三、出院标准

（1）入院时症状已解除，一般情况良好，体温正常。

（2）伤口愈合良好。

（3）血、尿常规正常。

（4）残余尿量少于 100mL。

（5）没有需要住院处理的并发症和（或）合并症。

十四、随访指导

（1）注意体温、外阴分泌物的情况及个人卫生，出现异常随时返专科门诊就诊。

（2）患者出院后注意休息，避免重体力劳动、下蹲等动作。

（3）加强营养，补充清淡、易消化、营养高的食物。

（4）术后继续盆底肌功能锻炼。

（5）要求患者须长期在泌尿妇科专科门诊随诊、复查，术后 2 周完成第 1 次复查，须携带门诊病历、出院小结等临床资料。主诊医师须行阴道检查了解阴道伤口愈合情况。

（6）出现以下紧急情况须及时返院或到当地医院治疗：①手术伤口大量出血。②患者术后阴道局部剧烈疼痛。③出现膀胱阴道瘘或直肠阴道瘘的表现。

十五、门诊标准流程

子宫脱垂的门诊标准流程见图 3-1。

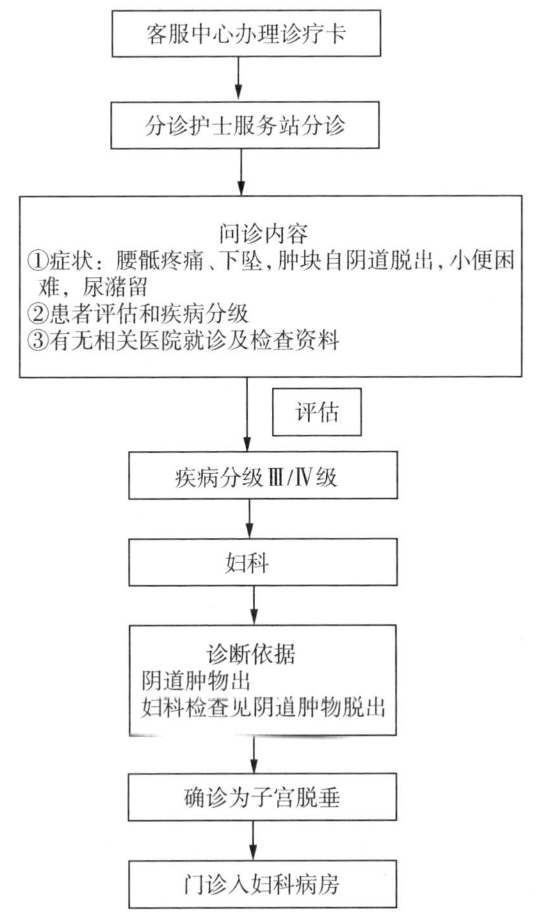

图 3-1 子宫脱垂的门诊标准流程

十六、住院标准流程

子宫脱垂的住院标准流程见图 3-2。

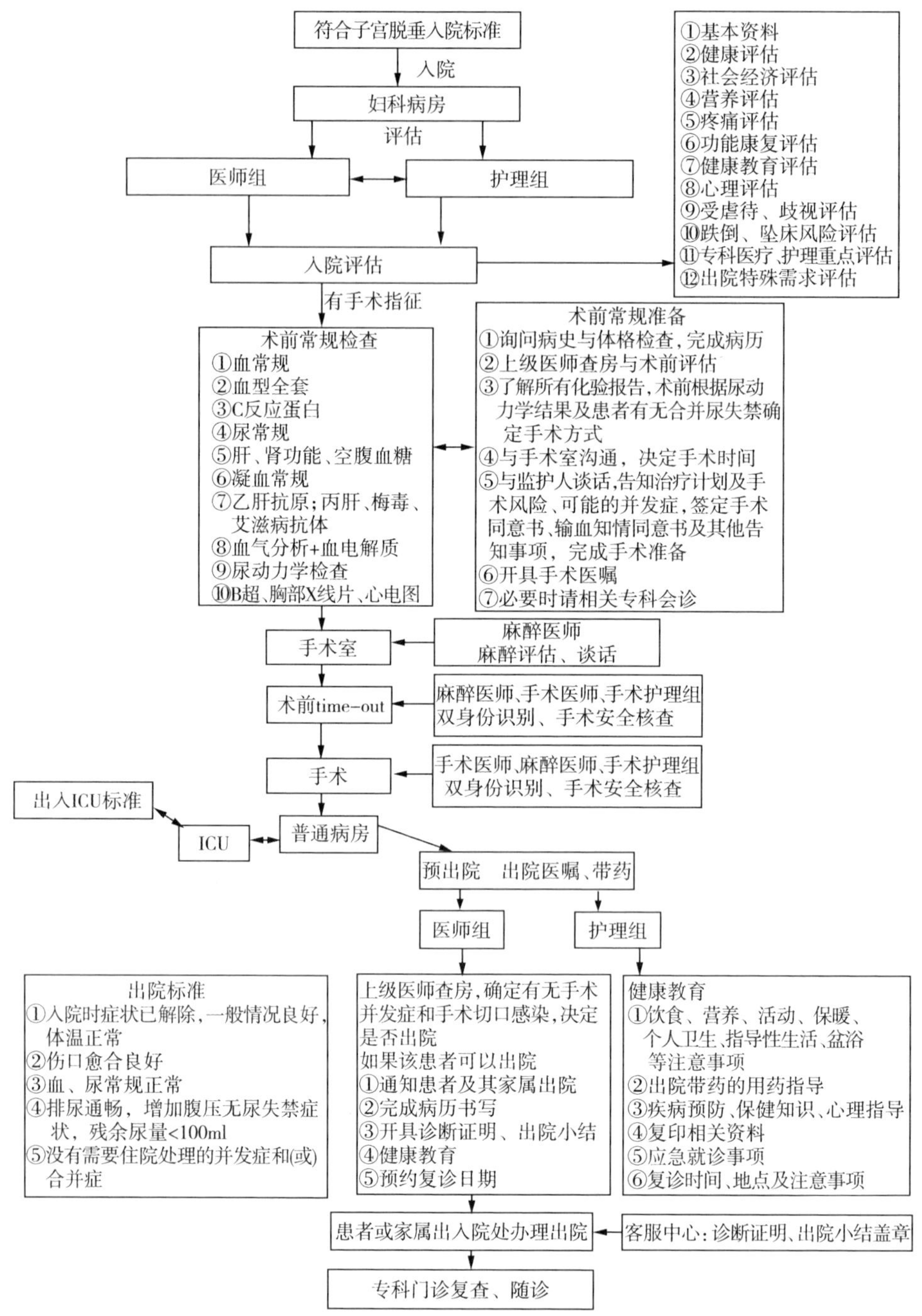

图 3-2　子宫脱垂的住院标准流程

十七、诊疗规范路径图

子宫脱垂的诊疗流程见图 3-3。

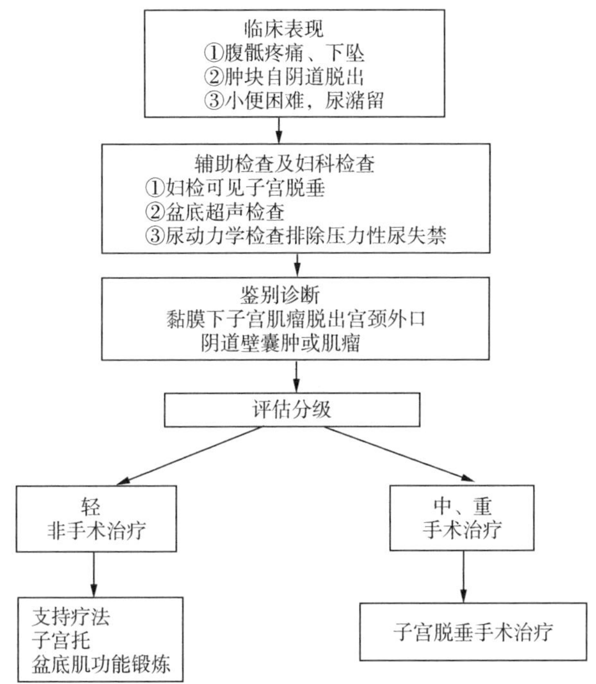

图 3-3　子宫脱垂的诊疗流程

第二节　阴道前后壁脱垂

一、ICD 编码

ICD-10：N81.8011。

二、定义

阴道前后壁脱垂是指阴道前后壁接近或脱出于处女膜外。

三、病因

多产、产程延长、产后过早参加重体力劳动、长期站立工作及腹压增加。

四、诊断

（一）临床表现

（1）腰骶部疼痛或下坠感，走路、负重、久蹲后症状加重，休息后可减轻。

（2）肿块自阴道脱出，初起于腹压增加时脱出，休息卧床后能自动回缩。

（3）排尿困难、尿潴留、排便困难、阴道出血等，部分患者可能并发子宫脱垂和（或）压力性尿失禁、大便失禁。

（4）妇检时可见阴道口松弛伴有陈旧性会阴裂伤，阴道前、后壁呈半球形隆起，触之柔软，如为后壁脱垂可在肛检时指端向前进入凸向阴道的盲袋内；脱垂部位黏膜变薄、透亮，黏膜表面硬化、皱襞消失。

（二）辅助检查

（1）根据患者平卧用力向下屏气时，阴道前后壁膨出和脱垂程度，将阴道前后壁脱垂分为 3 度。

Ⅰ度：阴道前、后壁向下突出，但仍在阴道内，有时伴有膨出的膀胱、直肠。

Ⅱ度：部分阴道前、后壁脱出至阴道口外。

Ⅲ度：阴道前、后壁全部脱出至阴道口外。

（2）POP-Q 分类法。阴道前后壁脱垂的 POP-Q，分类同子宫脱垂，见表 3-1 及表 3-2。

五、鉴别诊断

1. 黏膜下子宫肌瘤脱出宫颈外口

往往有月经过多病史，在脱出物上找不到宫颈外口，阴道前后壁不脱垂，双合诊检查时在阴道口可触到子宫颈。

2. 阴道壁囊肿或肌瘤

可误诊为膀胱膨出或子宫脱垂，但检查时子宫仍在正常位置或被肿块挤向上方，而肿物与宫颈无关。

根据病史及妇科检查，可明确诊断。

六、治疗

（一）非手术治疗

适用于轻度脱垂、年龄大或合并内外科疾病不能耐受手术、不愿意接受手术的患者。

（1）支持疗法。

（2）子宫托。适用于各度子宫脱垂和阴道前后壁脱垂者。子宫托大小因人而异，以放置后不脱出又无不适感为理想。

（3）盆底肌训练。

（二）手术治疗

1. 手术适应证

适用于Ⅱ度以上脱垂者，并发子宫脱垂，并发直肠、膀胱膨出有症状者及非手术治疗无效者。

2. 手术禁忌证

①严重心肺功能不全，不能耐受手术的患者。②未控制的糖尿病、高血压症、凝血功能异常的患者。

3. 手术前注意事项

①充分知情沟通。②必要时应行尿动力学检查决定是否行抗尿失禁手术。③根据患者具体情况及意愿选择术式。

4. 手术方法

①阴道前、后壁修补术及会阴修补术。②阴道闭合术。③使用生物网片的骨盆重建术。

七、疾病评估及诊治指引

阴道前后壁脱垂一般无生命威胁，可根据病情选择非手术、手术治疗方法，患者如需要手术治疗，手术为择期手术，按手术的分级应归为Ⅲ级开放性妇科手术，应由获Ⅲ级该类手术权限的医师予施行手术。

八、入院标准

（1）盆底器官脱垂达Ⅱ度及以上，伴或不伴有尿失禁。

（2）患者有手术意愿而无手术禁忌证者。

九、会诊标准

（1）存在内、外科并发症，须专科协助诊治。

（2）存在可能影响麻醉的因素，术前须麻醉科评估。

（3）饮食有特殊要求的患者，请营养科协助饮食控制。

十、入出 ICU 标准

（一）入 ICU 标准

（1）严重心、肺疾病。

（2）活动性出血或休克。

（3）麻醉意外抢救成功后。

（4）术后麻醉需要辅助机械通气。

（5）任何一个重要脏器衰竭。

（6）败血症、感染性休克。

（7）术后水、电解质紊乱。

（二）出 ICU 标准

收入 ICU 的患者经过严密监护和治疗后，病情趋于稳定且转入 ICU 的指征已消除后，可转出 ICU 返回普通病房继续进行专科治疗。标准如下。

（1）心率在正常范围。

（2）血流动力学稳定。

（3）呼吸频率正常，呼吸功能障碍已获纠治，血气分析结果正常。

（4）主要脏器功能稳定。

(5) 吸氧下无发绀、血氧饱和度>90%，无须机械通气、无须给氧。

(6) 专科指征。如停留引流管，无活动性出血表现。

十一、谈话要点

(一) 不接受手术治疗的可能后果

可能病情加重，导致子宫或膀胱、直肠嵌顿不能回纳阴道。

(二) 可供选择的其他治疗方法

盆底肌训练、子宫托治疗、药物治疗等。

(三) 术中、术后可能出现的常见情况

(1) 膀胱、直肠损伤。一旦损伤，须行修补术或Ⅱ期手术。

(2) 阴道前后壁修补术有 20%~40%的失败可能。

(3) 术后远期阴道前后壁脱垂复发可能，甚至以后并发子宫脱垂，可能需要再次行其他手术治疗。

(4) 术后排尿困难，多能自行恢复。

(5) 术后新发压力性尿失禁。可予非手术治疗，必要时须行抗尿失禁手术。

(6) 使用网片的骨盆重建术的常见并发症，如①性交痛。②网片外露或侵蚀：有手术取出部分网片可能。③术后疼痛：多能自行恢复。④网片为永久置入物，无法全部取出。⑤仍有约 10%的失败率。

(7) 阴道封闭术。多须切除子宫，失去性生活功能。

十二、常见并发症及处理

(1) 术中大出血、盆腔血肿。手术解剖结构要清晰，分离时要小心，及时结扎血管止血。术后止血治疗，一般经过非手术治疗均可治愈。

(2) 直肠、膀胱损伤. 常规术前肠道准备，必要时应做膀胱镜检查，若发现损伤及时行修补术。

(3) 术后盆腔感染。术前预防性使用抗生素、术中防止血肿发生、术后加强预防感染。

（4）排尿困难。术中网片或吊带不宜放置过紧；一旦发生，可通过尿道扩张或自行清洁导尿多可恢复。如治疗无效，则术后 3 个月剪除部分网片或吊带。

（5）网片外露或侵蚀。雌激素药膏局部上药，如无效则予剪除部分网片。

（6）新发压力性尿失禁。可再次行无张力尿道中段悬吊带术。

十三、出院标准

（1）患者入院时症状已解除，一般情况良好，体温正常。

（2）伤口愈合良好。

（3）血、尿常规正常。

（4）残余尿量少于 100mL。

（5）没有需要住院处理的并发症和（或）合并症。

十四、随访指导

（1）注意体温、外阴分泌物的情况及个人卫生，出现异常随时返专科门诊就诊。

（2）患者出院后注意休息，避免重体力劳动、下蹲等动作。

（3）加强营养，补充清淡、易消化、营养高的食物。

（4）术后继续盆底肌功能锻炼。

（5）要求患者需长期在妇科专科门诊随诊、复查，术后 2 周完成第 1 次复查，须携带门诊病历、出院小结等临床资料。主诊医师须行阴道检查了解阴道伤口愈合情况。

（6）出现以下紧急情况须及时返院或到当地医院治疗：①手术伤口大量出血。②患者术后阴道局部剧烈疼痛。③出现膀胱阴道瘘或直肠阴道瘘的表现。

十五、门诊标准流程

阴道前后壁脱垂的门诊标准流程见图 3-4。

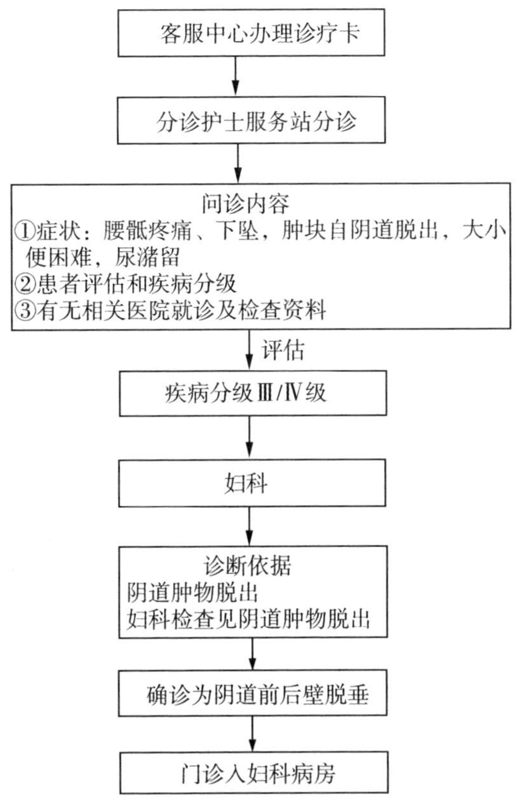

图 3-4　阴道前后壁脱垂的门诊标准流程

十六、住院标准流程

阴道前后壁脱垂的住院标准流程见图 3-5。

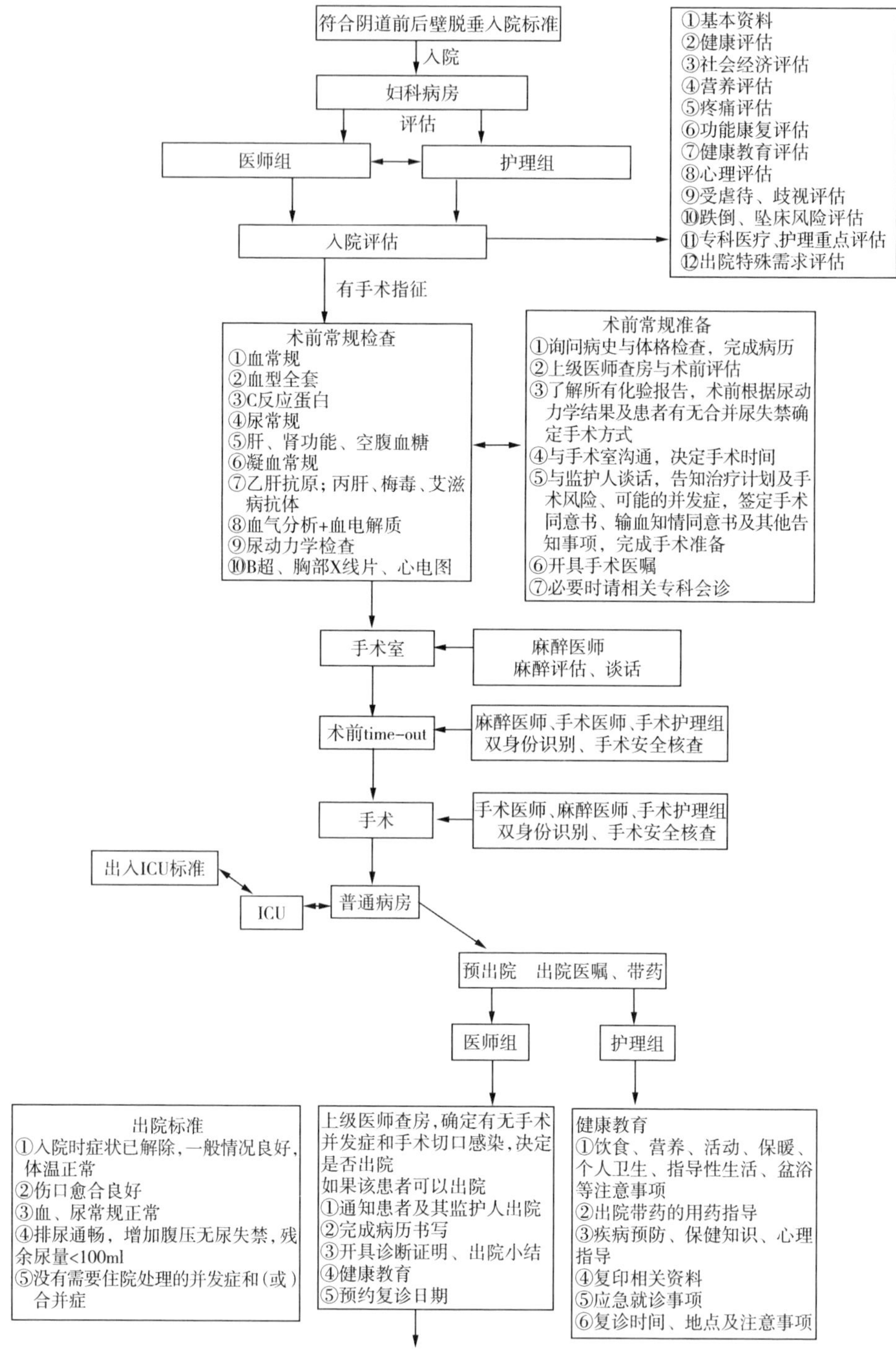
符合阴道前后壁脱垂入院标准
入院
妇科病房
评估
医师组
护理组
入院评估
①基本资料
②健康评估
③社会经济评估
④营养评估
⑤疼痛评估
⑥功能康复评估
⑦健康教育评估
⑧心理评估
⑨受虐待、歧视评估
⑩跌倒、坠床风险评估
⑪专科医疗、护理重点评估
⑫出院特殊需求评估
有手术指征
术前常规检查
①血常规
②血型全套
③C反应蛋白
④尿常规
⑤肝、肾功能、空腹血糖
⑥凝血常规
⑦乙肝抗原；丙肝、梅毒、艾滋病抗体
⑧血气分析+血电解质
⑨尿动力学检查
⑩B超、胸部X线片、心电图
术前常规准备
①询问病史与体格检查，完成病历
②上级医师查房与术前评估
③了解所有化验报告，术前根据尿动力学结果及患者有无合并尿失禁确定手术方式
④与手术室沟通，决定手术时间
⑤与监护人谈话，告知治疗计划及手术风险、可能的并发症，签定手术同意书、输血知情同意书及其他告知事项，完成手术准备
⑥开具手术医嘱
⑦必要时请相关专科会诊
手术室
麻醉医师
麻醉评估、谈话
术前time-out
麻醉医师、手术医师、手术护理组
双身份识别、手术安全核查
手术
手术医师、麻醉医师、手术护理组
双身份识别、手术安全核查
出入ICU标准
ICU
普通病房
预出院　出院医嘱、带药
医师组
护理组
出院标准
①入院时症状已解除，一般情况良好，体温正常
②伤口愈合良好
③血、尿常规正常
④排尿通畅，增加腹压无尿失禁，残余尿量<100ml
⑤没有需要住院处理的并发症和(或)合并症
上级医师查房，确定有无手术并发症和手术切口感染，决定是否出院
如果该患者可以出院
①通知患者及其监护人出院
②完成病历书写
③开具诊断证明、出院小结
④健康教育
⑤预约复诊日期
健康教育
①饮食、营养、活动、保暖、个人卫生、指导性生活、盆浴等注意事项
②出院带药的用药指导
③疾病预防、保健知识、心理指导
④复印相关资料
⑤应急就诊事项
⑥复诊时间、地点及注意事项

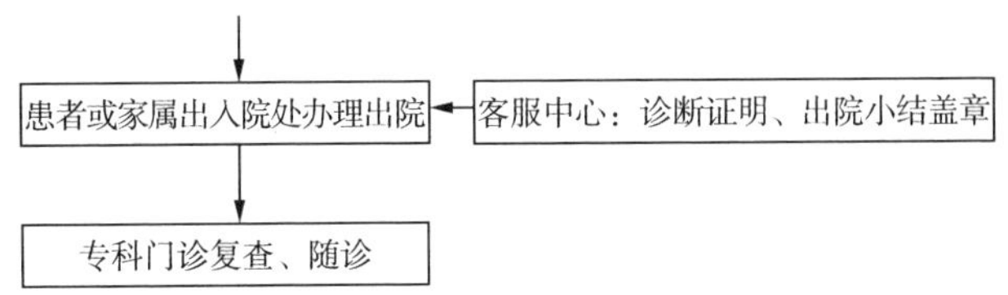

图 3-5 阴道前后壁脱垂的住院标准流程

十七、疾病诊疗路径图

阴道前后壁脱垂的诊疗流程见图 3-6。

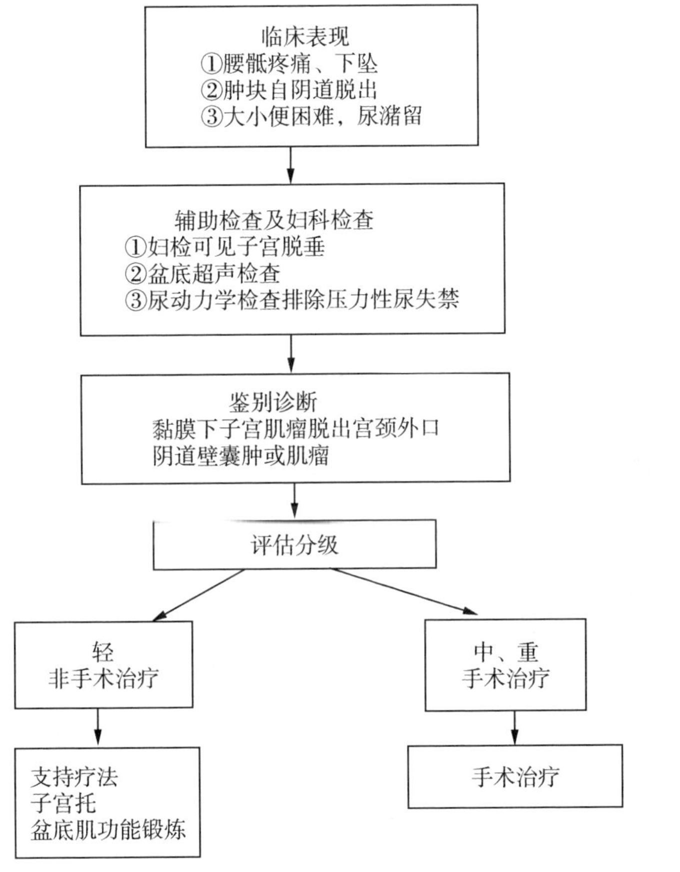

图 3-6 阴道前后壁脱垂的诊疗流程

第三节　压力性尿失禁

一、ICD 编码

ICD-10：N39.301。

二、定义

压力性尿失禁（SUI）指喷嚏、咳嗽或运动等腹压增高时出现不自主的尿液自尿道外口漏出。

三、病因

（1）妊娠及分娩损伤为主要原因。

（2）尿道、阴道手术。

（3）功能障碍。先天性膀胱尿道周围组织支持不足或神经支配不健全，为青年女性及未产妇的发病原因，绝经后女性女性激素减退，使盆底组织松弛，失去支托功能。

（4）盆腔肿物。

（5）肥胖。

四、诊断

压力性尿失禁诊断主要依据主观症状和客观检查，并须排除其他疾病。诊断过程应包括确定诊断、程度诊断、分型诊断及合并疾病诊断 4 个主要步骤。

（一）确定诊断

以病史和体格检查为主要手段，以确定有无压力性尿失禁。

1. 突出病史和体格检查

在压力性尿失禁确诊中的作用，其他检查则主要为可选择方案：①病史，包括全身情况、压力性尿失禁症状、泌尿系统其他症状及其他相关系统疾病史；

既往病史、月经生育史、生活习惯、活动能力、并发疾病和使用药物等。②体格检查，一般状态、全身体检、泌尿系统专科检查及其他特殊检查。a. 压力试验：将一定量的液体注入膀胱后，嘱患者取站立位，用力咳嗽 8~10 次，观察阴部有无尿液漏出。如有尿液流出，为阳性。b. 尿垫试验：尿道压力试验阴性者可行纱布垫试验。患者带一事先称重的无菌尿布进行爬楼梯等活动，根据称重得知溢尿量。c. 指压试验：检查者用示指和中指放入阴道前壁的尿道两侧，指尖位于膀胱与尿道交界处，向前上抬高膀胱颈，再行诱发压力试验，如压力性尿失禁现象消失，则为阳性。d. 棉签试验：患者仰卧位，将润滑的棉签置入尿道，使棉签头置于膀胱与尿道交界，分别测量患者在静息时及 Valsalva 动作时棉签与地面的角度，小于 15°为正常，棉签活动的角度超过 30°为尿道下垂。

2. 其他辅助检查

①排尿日记。②国际尿失禁咨询委员会尿失禁问卷表简表（ICI-Q-SF）。③实验室检查：血、尿常规，尿培养和肝、肾功能，尿流率，残余尿等。④一些有侵入性的检查，如膀胱镜、侵入性尿动力学检查、膀胱尿道造影、静脉肾盂造影、CT 等。

3. 侵入性尿动力学检查

为尿失禁诊断金标准。

（二）程度诊断

按临床症状的程度分为 3 度。

轻度：尿失禁仅在咳嗽及打喷嚏时发生。

中度：尿失禁发生在日常活动，如行走或从椅子上站立起来时。

重度：在站立时即有尿失禁。

（三）分型诊断

分型诊断并非必须，但对于临床表现与体格检查不甚相符，以及经初步治疗后疗效不佳的患者，建议进行尿失禁分型诊断。

（1）根据影像尿动力学分为解剖型和尿道固有括约肌缺陷（ISD）型压力性尿失禁；也可采用最大尿道闭合压（MUCP）进行区分，MUCP$<20cmH_2O$ 或 $<30cmH_2O$ 提示 ISD 型。

（2）按照腹压漏尿点压（ALPP）分为Ⅰ型、Ⅱ型、Ⅲ型压力性尿失禁。

Ⅰ型压力性尿失禁：ALPP≥90cmH_2O。

Ⅱ型压力性尿失禁：ALPP为60~90cmH_2O。

Ⅲ型压力性尿失禁：ALPP≤60cmH_2O。

（四）常见合并疾病诊断

1. 膀胱过度活动症（OAB）

怀疑有膀胱过度活动的患者按OAB指南诊断，推荐行尿动力学检查。

2. 盆腔脏器脱垂

合并有盆腔脏器脱垂的患者应进行妇科检查。

3. 排尿困难

排尿困难患者高度推荐尿流率及剩余尿测定，必要时行侵入性尿动力学检查，以确定是否存在逼尿肌收缩受损或膀胱出口梗阻。

五、鉴别诊断

1. 先天性尿路畸形

膀胱外翻，输尿管口异位（开口于阴道内）。检查时可明确诊断。

2. 急迫性尿失禁

感觉性急迫性尿失禁、膀胱肿瘤、泌尿系结石、泌尿系异物、膀胱炎和尿道炎等在尿路黏膜受刺激发生尿意急迫，询问病史及辅助检查可诊断。

3. 溢出性尿失禁

在子宫颈肿瘤、阔韧带肿瘤、妊娠子宫后屈牵引或压迫膀胱颈时可出现。询问病史及辅助检查可诊断。

六、治疗

（一）非手术治疗

轻、中度压力性尿失禁患者可考虑非手术治疗，非手术治疗也可用于手术治疗前后的辅助治疗。

（1）盆底肌训练。①Kegel运动：方法为做缩紧肌提肌的动作，每次收缩不少于3秒，然后放松，连续做15~30分钟，每日2~3次，6周为1个疗程。②生物反馈治疗：使用特殊仪器设备完成。每次20分钟，一周2次，6周为1个疗程。疗效相当于或优于单纯盆底肌训练。

（2）减肥。

（3）阴道重锤训练。

（4）电刺激治疗。

（5）抗尿失禁型子宫托。

（6）改变饮食习惯。

（7）戒烟。

（二）药物治疗

提高尿道闭合压，提高尿道关闭功能。

（1）α_1-肾上腺受体激动药。激活尿道平滑肌 α_1 受体及躯体运动神经原，增加尿道阻力。不良反应有高血压、心悸、头痛、肢端发冷，严重者可发作脑卒中。常用药物有米多君、甲氧明。合并使用雌激素或盆底肌训练疗效较好。

（2）雌激素。可促进尿道黏膜、黏膜下血管及结缔组织增生，增加 α_1 肾上腺受能受体的数量和敏感性。通过作用于上皮、血管、结缔组织和肌肉4层结构中的雌激素受体维持尿道主动张力。口服或经阴道给药。可缓解尿频、尿急症状，但不能减少尿失禁，且有加重尿失禁的风险。不良反应增加子宫内膜癌、乳腺癌及心血管病的风险。

（三）手术治疗

1. 手术适应证

①非手术治疗无效或不能坚持或耐受者。②中、重度压力性尿失禁，严重影响生活质量者。③生活质量要求较高者。④伴盆腔器官脱垂须行盆底重建者，应同时行抗压力性尿失禁手术。

2. 手术禁忌证

①严重心肺功能不全，不能耐受手术的患者。②未控制的糖尿病、高血压病、凝血功能异常的患者。③膀胱过动症（OAB），急迫性尿失禁者。④并发神经源膀胱。⑤并发膀胱出口梗阻（BOO）。

3. 手术前注意事项

①充分知情沟通。②评估膀胱功能，必要时应行尿动力学检查。③根据患者具体情况选择术式。④考虑尿失禁的分类及分型。

4. 手术方式

①无张力尿道中段吊带术，目前常用的为TVT和TVT-O术，可根据腹压漏尿点压选择术式。a. TVT：耻骨后无张力尿道中段吊带术，腹压漏尿点压小于60cmH_2O。b. TVT-O：经闭孔无张力尿道中段吊带术腹压漏尿点压大于等于60cmH_2O。②Bruch阴道壁悬吊术：耻骨后将膀胱底、膀胱颈及近端尿道两侧的阴道壁缝合悬吊于Cooper韧带，以上提膀胱颈及近端尿道，从而减少膀胱颈活动度。分为开放式及腹腔镜手术两种方式。疗效与TVT相当，但较TVT术创伤大，住院时间长，恢复慢。③膀胱颈吊带（Sling）术：自膀胱颈及近端尿道下方将膀胱颈向耻骨上方悬吊及锚定，固定于腹直肌前鞘，以改变膀胱尿道角度，固定膀胱颈和近端尿道，并对尿道产生轻微压迫作用。疗效较肯定，适用于各型尿失禁，尤其是Ⅱ型和Ⅲ型压力性尿失禁者。

七、疾病分级及诊治指引

压力性尿失禁一般无生命威胁，可根据病情选择非手术、手术治疗方法，患者如需要手术治疗，手术为择期手术，按手术的分级应归为Ⅲ级开放性妇科手术，应由获Ⅲ级该类手术权限的医师予施行手术。

八、入院标准

（1）第一诊断为中、重度压力性尿失禁，有手术指征者。

（2）混合性尿失禁，其急迫性尿失禁症状已控制，有手术指征者。

（3）无手术禁忌证者。

九、会诊标准

（1）存在内、外科并发症，需专科协助诊治。

（2）存在可能影响麻醉的因素，术前需麻醉科评估。

（3）饮食有特殊要求的患者，请营养科协助饮食控制。

十、入出 ICU 标准

（一）入 ICU 标准

（1）严重心、肺疾病。

（2）活动性出血或休克。

（3）麻醉意外抢救成功后。

（4）术后麻醉需要辅助机械通气。

（5）任何一个重要脏器衰竭。

（6）败血症、感染性休克。

（7）术后水、电解质紊乱。

（二）出 ICU 标准

收入 ICU 的患者经过严密监护和治疗后，病情趋于稳定且转入 ICU 的指征已消除后，可转出 ICU 返回普通病房继续进行专科治疗。标准如下。

（1）心率在正常范围。

（2）血流动力学稳定。

（3）呼吸频率正常，呼吸功能障碍已获纠治，血气分析结果正常。

（4）主要脏器功能稳定。

（5）吸氧下无发绀、血氧饱和度大于 90%，无须机械通气、无须给氧。

（6）专科指征。如停留引流管，无活动性出血表现。

十一、谈话要点

（一）不接受手术治疗的可能后果

持续漏尿可能严重影响生活质量。

（二）可供选择的其他治疗方法

盆底肌训练、抗尿失禁型子宫托、药物治疗等。

（三）术中、术后可能出现的常见情况

（1）膀胱、尿道损伤。TVT 术发生有膀胱损伤风险，须同时行膀胱镜检

查，必要时放置输尿管支架管；一旦损伤，可能改行其他术式或延迟手术。

（2）TVT-O 术。术后大腿内侧疼痛较常见，多能自行缓解。

（3）吊带手术有效率为 80%~90%，有失败可能。

（4）术后排尿困难。经非手术治疗无效，则术后 3 个月剪断部分吊带。

（5）吊带侵蚀膀胱或外露。可能须取出部分吊带，但吊带为永久置入物，无法完全取出。

（6）性交痛。

十二、常见并发症及处理

1. 术中大出血、盆腔血肿

手术解剖结构要清晰，分离小心，及时结扎血管止血。术后止血治疗，一般经过非手术治疗均可治愈。

2. 直肠、膀胱损伤

常规术前肠道准备，必要时膀胱镜检查，若发现损伤及时行修补术。

3. 术后盆腔感染

术前预防性使用抗生素、术中防止血肿发生、术后加强预防感染。

4. 排尿困难

术中吊带不宜放置过紧；一旦发生，可通过尿道扩张或自行清洁导尿多可恢复。如治疗无效，则术后 3 个月剪除部分吊带。

5. 吊带外露或侵蚀

雌激素药膏局部上药，如无效则予剪除部分吊带。

十三、出院标准

（1）入院时症状已解除，一般情况良好，体温正常。

（2）伤口愈合良好。

（3）血、尿常规正常。

（4）排尿通畅，残余尿量少于 100mL。

（5）没有需要住院处理的并发症和（或）合并症。

十四、随访指导

(1) 注意体温、外阴分泌物的情况及个人卫生，出现异常随时返专科门诊就诊。

(2) 患者出院后注意休息，避免重体力劳动、下蹲等动作。禁性生活 2 个月。

(3) 加强营养，补充清淡、易消化、营养高的食物。

(4) 继续盆底功能锻炼。

(5) 要求患者须长期在妇科专科门诊随诊、复查，术后 2 周完成第 1 次复查，须携带门诊病历、出院小结等临床资料。主诊医师需行阴道检查了解阴道伤口愈合情况。

(6) 出现以下紧急情况须及时返院或到当地医院治疗。①手术伤口大量出血。②患者术后阴道局部剧烈疼痛。③排尿困难或血尿。

十五、门诊标准流程

压力性尿失禁的门诊标准流程见图 3-7。

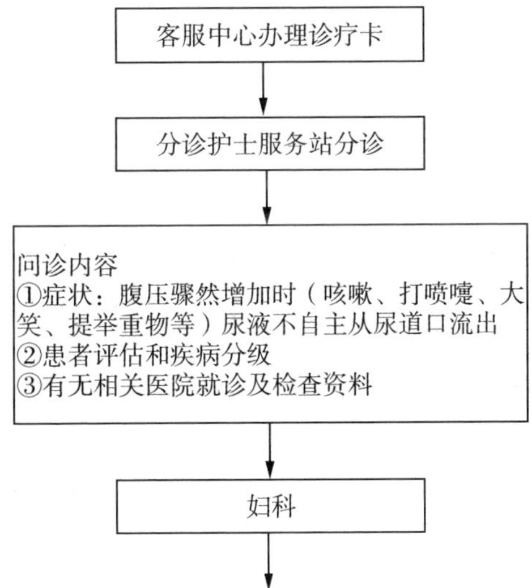

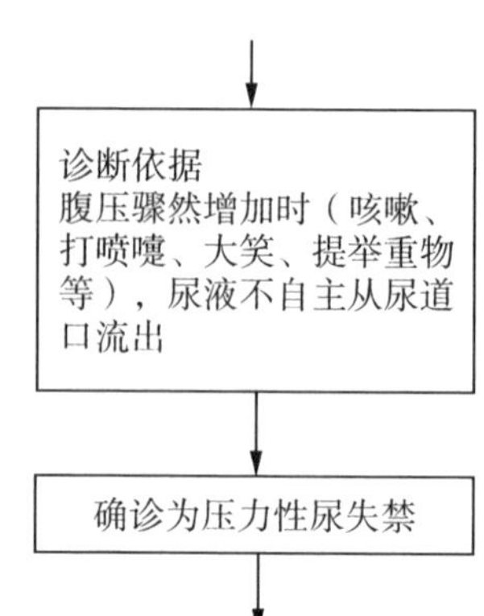

图 3-7　压力性尿失禁的门诊流程

十六、住院标准流程

压力性尿失禁的住院标准流程见图 3-8。

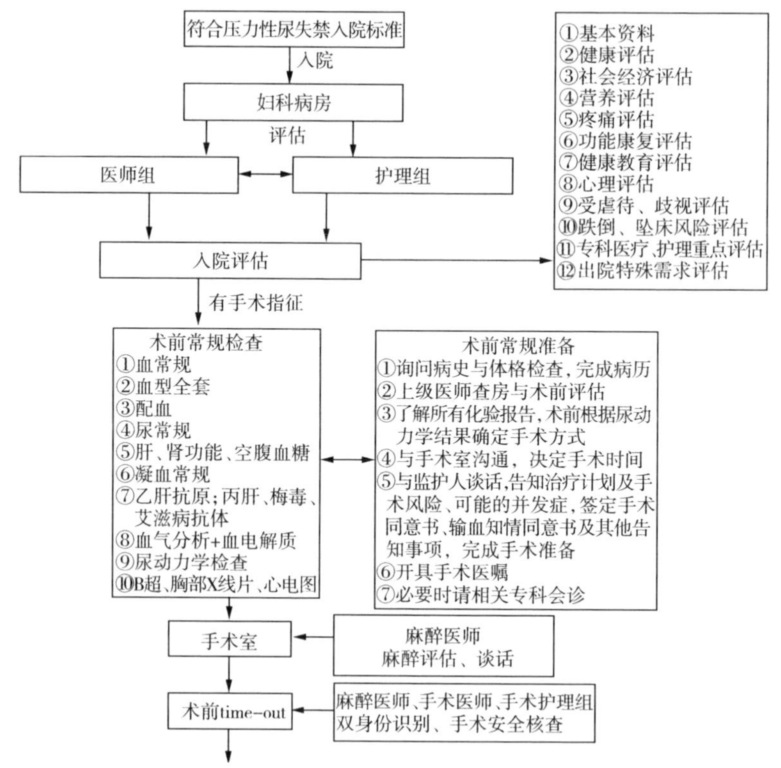

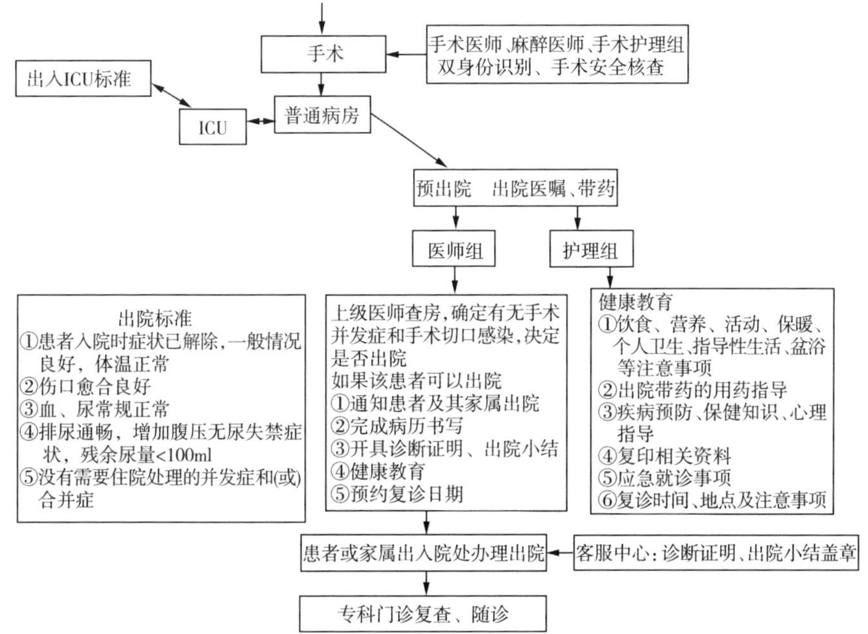

图 3-8 压力性尿失禁的住院标准流程

十七、疾病诊疗路径图

压力性尿失禁的诊疗流程见图 3-9。

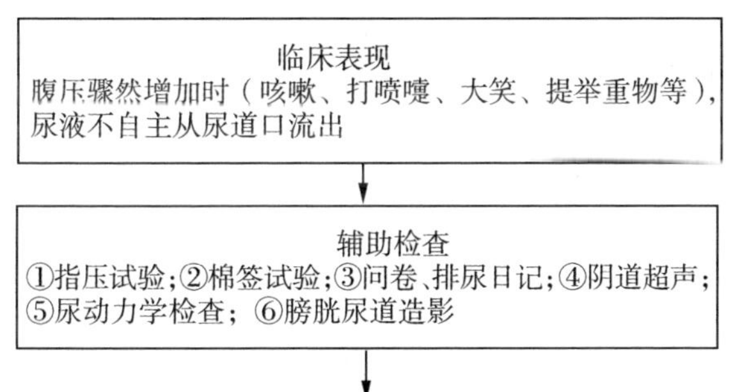

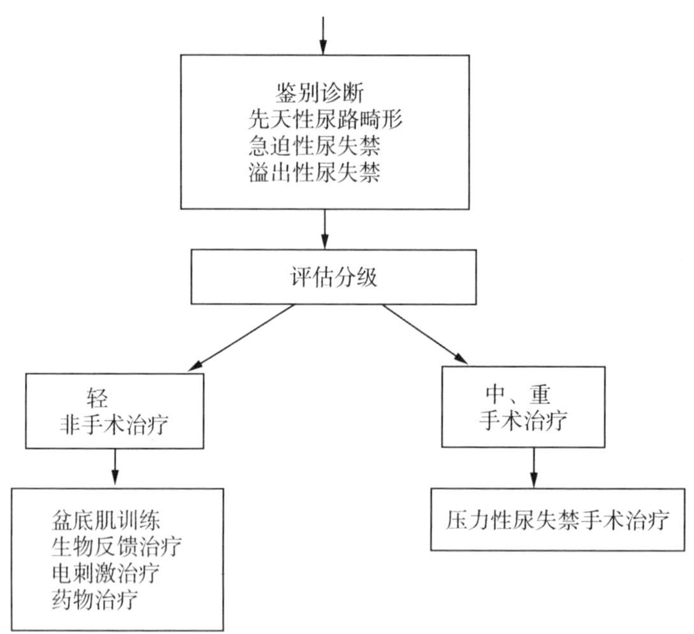

图 3-9　压力性尿失禁的诊疗流程

第四节　膀胱阴道瘘

一、ICD 编码

ICD-10：N82.051。

二、定义

膀胱阴道瘘是指膀胱与阴道间形成异常通道。

三、病因

常由产伤、妇科手术损伤或盆腔放疗后、长期放置子宫托、晚期盆腔癌肿、膀胱结核等因素引起。

四、诊断

（一）临床表现

（1）持续漏尿。

（2）无自主排尿。

（3）外阴皮炎伴异味。

（4）尿路感染。

（5）妇检可发现瘘口的位置、大小及周围瘢痕情况。

（二）辅助检查

（1）亚甲蓝试验。将200mL稀释的亚甲蓝注入膀胱内，见蓝色液体经阴道壁瘘孔溢出。

（2）膀胱镜检查。了解瘘孔位置、数目、与输尿管开口的关系，并决定手术路径；必要时行输尿管逆行插管，标识双侧输尿管开口。

（3）靛胭脂试验。静脉注射靛胭脂5mL，10分钟内见瘘口流出蓝色尿液，证明并发输尿管阴道瘘。

（4）静脉肾盂造影。了解双肾功能及输尿管有无异常。

（5）同位素肾图检查。了解双肾功能及上尿路通畅情况。

（6）泌尿系统CT检查。

五、鉴别诊断

（一）输尿管开口异位

为先天性泌尿道畸形，输尿管开口多位于尿道、阴道、子宫、宫颈、前庭处。可单侧或双侧，以单侧较常见。多伴有重肾或双输尿管。临床特点为持续漏尿同时有正常的分次排尿。静脉注射靛胭脂可确定异位输尿管口。

（二）压力性尿失禁

能正常排小便，仅在腹压加大时方有尿漏出。病史上常有诱发尿失禁的因素，如分娩、阴道或尿道手术、外伤等。检查时尿道、膀胱及输尿管均无瘘孔存在。

（三）充盈性尿失禁

仅在有尿意时，有少许尿从尿道口溢出，而不能自排小便，膀胱内可导出大量尿液。此类患者往往有其原发病的临床表现及有关神经系统的阳性体征。妇科检查无瘘孔存在。

（四）急迫性尿失禁

中年妇女居多，排尿急迫难以忍耐，有不能控制感觉，但排尿后感轻松，失禁流出的尿量较多，有的可将膀胱内的尿液完全排空。膀胱镜、膀胱压力测均无逼尿肌异常收缩。

（五）尿道憩室

排尿后尿失禁，失禁尿量相似；挤压阴道前壁见尿失禁；非持续性漏尿，常伴尿路感染。B 超下尿道造影检查可确诊。妇科检查无瘘孔存在。

（六）结核性膀胱挛缩

严重膀胱挛缩，膀胱容量仅约 10mL，日夜排尿，次数可达百余次或呈尿失禁现象。但本病有其典型的结核病史，有较长期尿频、尿急、尿痛等症状。妇科检查未见瘘口。排泄性尿路造影和膀胱镜检查可见典型结核病变。

六、治疗

（一）非手术治疗

产后和妇科手术后 7 天内发生的个别较小的膀胱阴道瘘经通畅的膀胱引流、抗生素非手术治疗后有自行闭合的可能。年老体弱不能耐受手术者可考虑采用尿收集器非手术治疗。

（二）病因治疗

结核性瘘孔或局部癌肿所致尿瘘，应针对病因治疗。

（三）手术治疗

1. 手术适应证

尿瘘均需要手术治疗。

2. 手术禁忌证

①严重心肺功能不全，不能耐受手术的患者。②未控制的糖尿病、高血压病、凝血功能异常的患者。③手术前注意事项：a. 充分知情沟通。b. 根据患者具体情况及意愿选择术式。c. 创伤型新鲜清洁尿瘘一经发现立即手术修补；坏死性或瘘孔伴感染者应等待3~6个月，待炎症消除、瘢痕软化、局部供血恢复正常后，再行手术。d. 术前高锰酸钾坐浴3~5天；老年妇女或闭经者术前口服雌激素半月，促进阴道上皮增生。

3. 手术方法

①经腹、经阴道或经阴道腹部联合膀胱阴道瘘修补术。②如合并输尿管阴道瘘，首选放置输尿管支架，如不能放置支架，则行经腹输尿管膀胱移植术。③术后放置耻骨上膀胱造口管及18号尿管充分引流膀胱。

七、疾病分级及诊治指引

膀胱阴道瘘是女性较为常见的疾病，因膀胱内尿液不自主地经由瘘管流出，给患者带来极大的痛苦。多须经腹或经阴道行膀胱阴道瘘修补术，按手术的分级应归为Ⅳ级开放性妇科手术，应由获Ⅳ级该类手术权限的医师予施行手术。

八、入院标准

（1）诊断明确，无手术禁忌证，拟行膀胱阴道瘘修补术。

（2）早期修复在损伤后72小时内。

（3）晚期修复建议在损伤后3~6个月或停放疗后6~12个月。

九、会诊标准

（1）存在内、外科并发症，需专科协助诊治。

（2）存在可能影响麻醉的因素，术前须麻醉科评估。

（3）饮食有特殊要求的患者，请营养科协助饮食控制。

十、入出 ICU 标准

（一）入 ICU 标准

（1）严重心、肺疾病。

（2）活动性出血或休克。

（3）麻醉意外抢救成功后。

（4）术后麻醉需要辅助机械通气。

（5）任何一个重要脏器衰竭。

（6）败血症、感染性休克。

（7）术后水、电解质紊乱。

（二）出 ICU 标准

收入 ICU 的患者经过严密监护和治疗后，病情趋于稳定且转入 ICU 的指征已消除后，可转出 ICU 返回普通病房继续进行专科治疗。标准如下。

（1）心率在正常范围。

（2）血流动力学稳定。

（3）呼吸频率正常，呼吸功能障碍已获纠治，血气分析结果正常。

（4）主要脏器功能稳定。

（5）吸氧下无发绀、血氧饱和度大于 90%，无须机械通气、无须给氧。

（6）专科指征。如停留引流管，无活动性出血表现。

十一、谈话要点

1. 不接受手术治疗的可能后果

可能病情加重，持续漏尿，影响正常生活。

2. 可供选择的其他治疗方法

膀胱引流、抗生素非手术治疗、尿收集器非手术治疗。

3. 术中、术后可能出现的常见情况

（1）修补失败须再次行修补术。

(2) 术后新发压力性尿失禁：可予非手术治疗，必要时须行抗尿失禁手术。

(3) 术后输尿管开口狭窄或闭锁，须行输尿管支架放置术，甚至须行输尿管膀胱移植术。

十二、常见并发症及处理

(一) 瘘口修补失败

膀胱阴道瘘患者皆合并不同程度的尿路感染，瘘修补后创面仍接触被污染的尿液及手术损伤，瘘口与周围组织粘连未解除，或用多股丝线缝合造成创口内异物残留，都可使修补的瘘口感染化脓，导致愈合不良，再次形成瘘口。加强抗感染，无张缝合瘘口，采用单股无创伤缝合线，充分引流保持膀胱的空虚状态，术后解痉治疗是预防瘘修补失败的主要措施。

(二) 出血与血肿

各种不同的膀胱阴道瘘修补术皆因手术野小、粘连重、暴露困难，误伤周围较粗血管，或因周围瘢痕组织较硬止血困难，而造成术中出血不止或术后渗血形成血肿，所以剥离组织必须谨慎仔细，不能大片剥离，任何出血点都应彻底止血，如遇到渗血而不能自止时可用盐水棉垫加压、止血海绵等帮助止。缝合应仔细，勿遗留空隙，以防渗血。

(三) 尿失禁

膀胱颈部尿瘘因组织缺损，修补极为困难，即使修补成功，术后也容易发生尿失禁，手术时重建膀胱颈部，可预防发生尿失禁。膀胱颈部无缺损的病例也可由于内括约肌长期失用，膀胱颈部松弛或尿道过短，手术后出现的压力性尿失禁，可将膀胱颈部固定于耻骨骨膜同时做尿道延长术，可以防止压力性尿失禁的发生。

(四) 输尿管开口狭窄或闭锁

对输尿管口开口于瘘口边缘的病例，手术后易导致输尿管管开口狭窄和闭锁。可在术前行膀胱镜了解瘘口情况时，双侧或单侧输尿管置入支架管标识，如术后发现输尿管狭窄，可拆除缝线并插入输尿管支架管，术后 2 个月取出；

必要时行输尿管膀胱移植术。

十三、出院标准

（1）拔除膀胱造瘘管及尿管后无漏尿及尿频、尿急、排尿困难，体温正常。

（2）阴道伤口愈合良好无感染，阴道无粘连、狭窄。

（3）没有需要住院处理的并发症和（或）合并症。

十四、随访指导

（1）注意体温、外阴分泌物的情况及个人卫生，出现异常随时返专科门诊就诊。

（2）患者出院后注意休息，保持大便通畅。

（3）加强营养，补充清淡、易消化、营养高的食物。

（4）要求患者需长期在妇科专科门诊随诊、复查，术后 2 周完成第 1 次复查，须携带门诊病历、出院小结等临床资料。主诊医师了解患者排尿情况及是否有漏尿、尿失禁或排尿困难，了解伤口愈合情况等。

（5）出现以下紧急情况需及时返院或到当地医院治疗。①尿管引流不畅或尿频、尿急、血尿、排尿困难。②剧烈腰痛或伴发热、寒战。③又出现漏尿症状。

十五、门诊标准流程

膀胱阴道瘘的门诊标准流程见图 3-10。

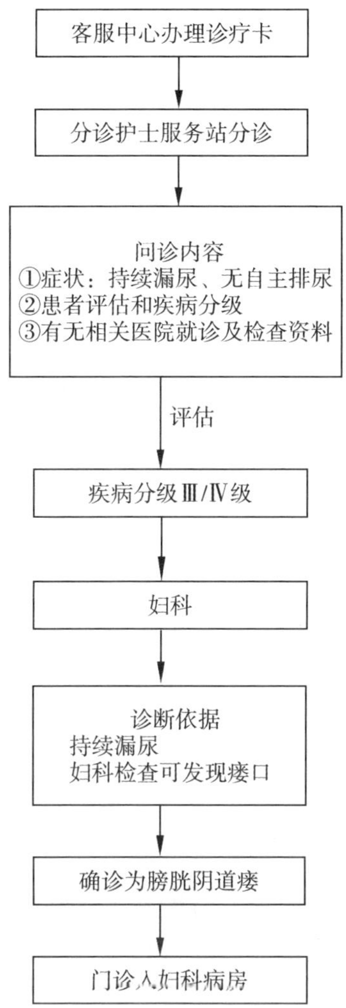

图 3-10 膀胱阴道瘘的门诊标准流程

十六、住院标准流程

膀胱阴道瘘的住院标准流程见图 3-11。

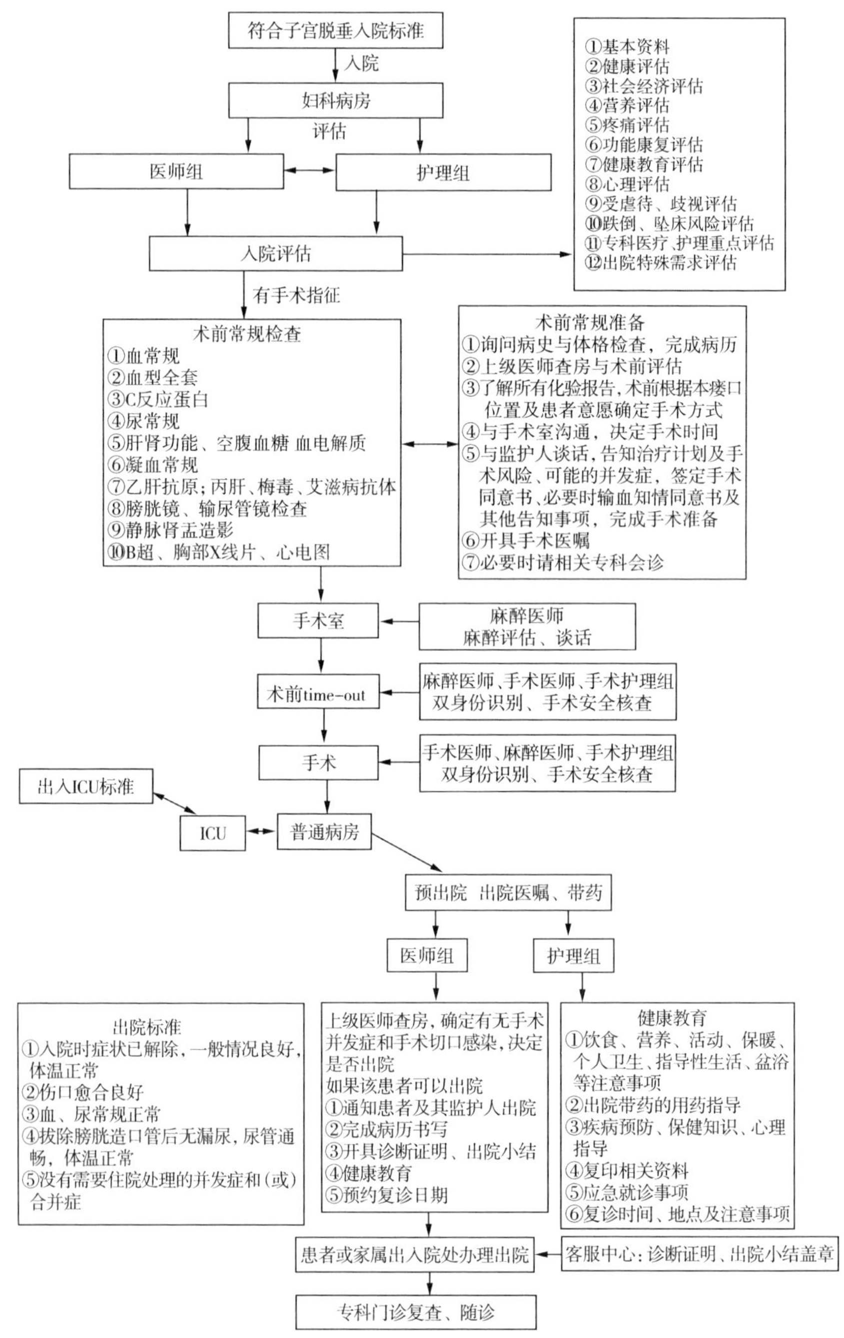

图 3-11　膀胱阴道瘘的住院标准流程

十七、疾病诊疗路径图

膀胱阴道瘘的诊疗流程见图3-12。

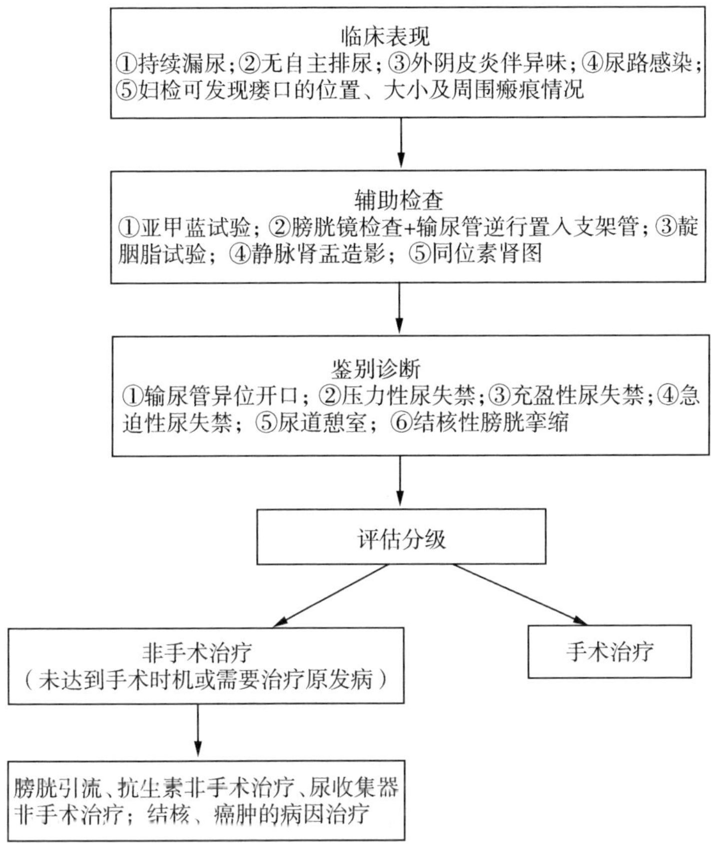

图3-12 膀胱阴道瘘的诊疗流程

第四章

妊娠滋养细胞疾病

第一节　耐药性及复发性妊娠滋养细胞肿瘤

虽然妊娠滋养细胞肿瘤（GTN）对化疗敏感，低危 GTN 可达近 100%的缓解率，高危 GTN 的缓解率大约为 80%~90%；但仍有部分 GTN 出现对一线化疗方案耐药，或疾病缓解后复发。根据 WHO/FIGO 预后评分，GTN 分为低危 GTN（LR-GTN）和高危 GTN（HR-GTN）。对于 LR-GTN 耐药或复发病人，若既往是单药化疗，可更换为其他单药治疗，如甲氨蝶呤（MTX）耐药，重新评分仍为 LR-GTN，可选择放线菌素 D（ActD）化疗；对于既往进行两种单药治疗后出现耐药或复发的 LR-GTN 病人可给予依托泊苷、甲氨蝶呤（MTX）、放线菌素 D（ActD）、环磷酰胺和长春新碱（EMA-CO）联合化疗。对于 HR-GTN 耐药或复发病人，若一线联合化疗采用 EMA-CO 方案治疗的，可在 EMA 后使用依托泊苷和顺铂（EMA-EP）；对于在一线治疗时未使用 EMA-CO 方案的病人，仍可选 EMA-CO 方案。对于在采用两种多药化疗后发生耐药或复发性疾病的病人，可采用其他联合补救化疗方案，但因缺乏大样本随机对照试验和循证医学证据，目前尚无首选的推荐方案。在开始新的治疗方案前，对 GTN 病人进行全面评估和重新分期及评分非常重要。对于部分复发性或耐药 GTN 病人，手术治疗也可能达到治愈的目的。

一、定义

目前有关耐药及复发性 GTN 缺乏统一的诊断标准。GTN 病人治疗完全缓解后，应常规每月测定血清 HCG，3 次正常改为每 3 月检测 HCG 水平；HCG 监测至少持续 1 年。大约80%~90%的 GTN 复发是发生在最初 18 个月内。

1. 耐药性 GTN 定义

是指在化疗过程中，HCG 下降不满意，每周检测 HCG，连续 2 次 HCG 值出现升高，或下降小于 15%，或 HCG 达平台（±10%）；影像学检查提示病灶不缩小，或增大及出现新发病灶。

2. 复发性 GTN 的定义

初始 GTN 巩固治疗后，HCG 正常后再次升高，或出现新发病灶，除外再次妊娠，应考虑疾病复发。GTN 初始治疗后至 HCG 再次升高间隔，尚无指南明确规定。

HCG 的生物半衰期为 1.5~3 天，血清水平应呈指数下降（18 日内至少下降一个 log）。下降速度缓慢往往提示可能存在化疗耐药。但关于确定化疗耐药的最佳临界值，以及 HCG 下降比预期更慢的病人的处理，目前尚无共识或明确指南。

二、发生率及高危因素

凡 GTN 化疗病人都存在不同程度发生耐药或复发风险。不同 FIGO 分期 GTN 其复发率各异，FIGO Ⅰ期（非转移性 GTN）为 2%，FIGO Ⅱ期和Ⅲ期 LR-GTN为 4%，FIGO Ⅱ~Ⅳ期高危 HR-GTN 高达 13%。在新英格兰滋养细胞疾病中心，非转移性 GTN 病人的复发率为 2.9%，FIGO 分期Ⅱ期的病人为 8.3%，Ⅲ期病人为 4.2%，Ⅳ期病人为 9.1%。目前LR-GTN初始治疗方案均为单药化疗，单药化疗后发生耐药的概率为 10%~67%，一般认为在 45%左右；EMA-CO 方案是在高危型 GTN 中应用最为广泛的一线化疗方案，但是仍有 30%~40%

的病人出现化疗耐药，或者初次缓解后复发，需要接受补救性化疗方案。

耐药及复发 GTN 高危因素包括进展期及高预后评分、不规范化疗（化疗方案选择不合理、疗程和剂量不够、未进行巩固化疗）以及全身广泛转移。初始治疗前 HCG 大于 100 000mIU/mL、非葡萄胎妊娠后 GTN 更容易产生耐药。也有报道认为复发的危险因素与初始肿瘤负荷大小和首次治疗没有密切相关。

所有发生化疗耐药或复发性 GTN 病人在开始新的治疗前，应对其进行全面评估，并且需要再次进行分期和动态评分。复发或耐药 GTN 病人往往存在多器官受累，尤其是 HR-GTN 病人。因此，应通过胸部、腹部和盆腔 CT 和头颅 MRI 重新进行影像学检查，以帮助指导治疗方法的选择。如果对病人的诊断不能明确时，PET-CT 可能有助于对活动性疾病和纤维性肿瘤结节的特征进行鉴别。

三、治疗

（一）单药治疗后耐药或复发的 LR-GTN 治疗

一般而言，LR-GTN 病人的总体预后良好，总治愈率可达 100%。对于初始单药化疗后出现耐药的病人，通常对其他单药化疗仍有反应，只有约 15%的病人须接受联合化疗。因为 LR-GTN 总体预后好，所以一般不需要应用多药联合方案进行治疗。在 LR-GTN 治疗中，甲氨蝶呤（MTX）和放线菌素 D（Act-D）治疗方案都有极好的疗效。欧洲多采用 MTX 作为初始治疗，因其不良反应小于 Act-D。2012 年 Alazzam 发表 Cochrane 综述，认为 LR-GTN 病人的初始单药治疗，Act-D 优于 MTX，且两者不良反应相当，目前尚未达成共识。但 MTX 具有肝脏毒性，所以对于肝功能异常的 GTN 病人，应优先选择 Act-D。LR-GTN 病人治疗，巩固化疗 3 个疗程可以降低复发率。研究发现 LR-GTN 病人经 2 个疗程的巩固化疗后复发率为 8. 3%，而经过 3 个疗程巩固化疗者复发率为 4%。

（二）两种单药治疗后出现耐药或复发 LR-GTN 的治疗

对于在单药化疗后出现原发性耐药的 LR-GTN 病人，目前尚无随机试验对单药化疗和多药联合化疗进行比较。然而，临床经验表明，在绝大多数原发性耐药的 LR-GTN 病人中，二线单药化疗是有效的。因此，仍推荐首选单药化疗方案。值得注意的是，与预后风险评分较低的病人相比，LR-GTN 风险评分较高（即 5~6 分）的病人发生耐药疾病的风险较大。一项单中心研究发现，只有 30%的 LR-GTN（5~6 分）病人，其特征为治疗前 HCG 的水平大于 100 000mIU/mL，多普勒超声显示其子宫内肿瘤的负荷较大，但通过二线单药治疗仍可得以完全缓解。对于这些病人，建议首选多药联合化疗。对于在二线单药化疗后仍存在耐药或复发性疾病的 GTN 病人，可选择联合补救化疗，与 HR-GTN 病人一样，首选方案是 EMA-CO。如果病人的初始联合化疗无效，可采用其他补救化疗方案（EMA-EP、BEP、TP-TE、FAEV）。同时，通过全身影像学评估，对于局限于子宫或肺的孤立耐药病灶，也可选择手术切除。

（三）一线联合化疗后出现耐药或复发的 HR-GTN 治疗

目前 HR-GTN 首选 EMA-CO 化疗，80%~90%病人获得缓解。但约 30%~40%的 HR-GTN 病人对一线治疗耐药，或在病情缓解后复发，须进行其他多药联合化疗（或手术治疗）。耐药或复发性 HR-GTN 的危险因素包括：除肺和阴道外，存在多脏器转移；一线化疗不规范。耐药或复发性 HR-GTN 目前没有普遍接受的二线治疗的循证指南。对于在一线治疗时没有采用 EMA-CO 治疗的病人，应将 EMA-CO 联合化疗方案作为二线治疗。对于 EMA-CO 一线多药联合化疗后出现耐药或复发性疾病的病人，可采用 EMA-EP 化疗。多篇文献报道，在接受过 EMA-CO 的病人的报告中，EMA-EP（单独或与手术联合治疗）缓解率可达 67%~85%。EMA-EP 化疗方案的主要不良反应是骨髓抑制和肝功能损伤。如果在第 2 或第 3 个治疗周期发生中性粒细胞减少，可给予集落刺激因子（G-CSF）治疗。除补救化疗外，耐药或复发性 HR-GTN 病人可考虑手术切除局部持续存在的肿瘤。

（四）二线联合化疗后耐药或复发的 HR-GTN 治疗

对于虽然既往曾采用两种联合化疗方案，但仍存在耐药或复发性疾病的病人，预后较差。多药耐药 HR-GTN 可采用包括手术在内综合治疗。因无循证医学证据，目前尚未发现哪种补救化疗方案可作为最佳选择。在开始新的补救治疗方案前，对病人重新进行分期和动态评分非常重要，以便合理判断疾病的范围并评估手术治疗的可能性。目前多药耐药或复发性 HR-GTN 有以下几种选择方案。

1. TE-TP

对于已接受多疗程联合化疗的 HR-GTN 病人，紫杉醇和依托泊苷的联合治疗方案与紫杉醇和顺铂（TE-TP）的联合治疗方案交替进行，每周交替一次可取得很好疗效，且不良反应容易耐受，但目前该方案治疗经验还十分有限。在一项纳入 16 例病人的病例研究中（包括 6 例之前接受过顺铂化疗的病人）发现，分别有 19%和 31%的病人获得了完全缓解和部分缓解。值得注意的是，依托泊苷与发生继发性肿瘤的风险增加有关，如白血病、黑素瘤、结肠癌、乳腺癌。然而，该项研究后续增加病例数发现，依托泊苷导致继发性肿瘤的风险可能比之前报道的风险要低。

2. PC

在一项纳入 65 例病人的前瞻性研究中，采用紫杉醇和卡铂（PC）联合化疗方案对耐药或复发性 HR-GTN 进行了治疗，中位随访 30 个月，约 60%的病人得到缓解；对于那些希望避免含依托泊苷的方案可能导致的继发性肿瘤风险增加的病人，PC 方案不失为一种合适的选择。

3. BEP

博来霉素、依托泊苷和顺铂的联合化疗（BEP）是一种可用的补救治疗方案，广泛用于治疗卵巢和睾丸的生殖细胞肿瘤。在一项包括 16 例对 EMA-CO 耐药的病人的报道中，11 例病人出现了完全缓解，9 例病人最终存活。

4. ICE

异环磷酰胺、依托泊苷和顺铂的联合化疗（ICE）在耐药或复发性 GTN 病人中的报道很少。一项包括 6 例病人的临床经验中，4 例病人完全缓解，3 例病人最终存活。

5. PVB

目前仅在纳入高危药物耐药 GTN 病人的小规模病例系列研究中，对顺铂、长春碱和博来霉素的联合化疗（PVB）进行了报道，其完全缓解率为 62%。

6. FA

在我国经常采用高剂量 5-FU 联合 Act-D（FA）的方案，一项纳入 11 例病人的病例系列报道，完全缓解率为 82%。

7. FAEV

北京协和医院多应用氟尿苷（FUDR）与 Act-D、依托泊苷和长春新碱（FAEV）联合化疗方案，据 2011 年 Feng 等报道，91 例耐药或复发HR-GTN病人，FAEV 补救化疗治愈率达 60.4%，3 年总生存率达 75%。该方案也被列入 2015 FIGO 更新指南。

8. 其他补救方案

另外也有报道数据提示，某些单药化疗也可能对既往接受过治疗的复发性、进展性或转移性 GTN 病人有益，包括紫杉醇周疗、卡培他滨周疗等。

四、手术治疗

研究表明，约一半的 HR-GTN 病人需要联合手术治疗。对于复发或耐药 GTN 病人，手术治疗可达到治愈效果。然而，医生必须根据临床情况，对复发或耐药 GTN 病人综合评估，来制定出个体化治疗策略。手术的预期效果、可行性、手术途径和方式取决于转移灶的位置和范围，以及手术者的经验。目前 GTN 病人的手术治疗主要针对化疗耐药的子宫病灶和孤立的转移病灶。

（一）子宫病灶的手术治疗

对于有生育要求的复发或耐药 GTN 病人，应尽量避免进行子宫切除术。然而，对于急诊子宫病灶大量出血、子宫内病灶体积大或存在脓毒症的病人，可能需要行子宫切除术。在一项包括 134 例 GTN 病人的报道中，13 例病人因大出血进行了子宫切除术，31 例病人因子宫穿孔进行了子宫切除术。对年轻病人局限于子宫的孤立耐药病灶，也可经腹或腹腔镜行子宫病灶切除术，以去除耐药病灶、减少肿瘤负荷。对年龄大、无生育要求的复发或耐药 GTN 病人，可经腹或腹腔镜行子宫切除术。有报道 19 例病人因耐药接受了子宫切除术，16 例病人实现了完全且持续的缓解。

（二）转移病灶的手术治疗

1. 肺转移

切除对化疗耐药的肺部病灶可达到治愈的效果。在一项包括 15 例化疗耐药肺转移病人的报告中，14 例病人实现了缓解。另一项病例系列研究报道，即使在多次切除后，仍可能实现治疗成功的结局。当评估是否对病人进行开胸手术时，重要的是应注意纤维化肺结节可能与活动性病灶区相似。对于无其他全身性转移、存在单侧孤立性结节、子宫未受累、血清 HCG 小于 1 500mIU/mL 的肺转移病灶切除病人预后良好。在肺转移病灶切除手术前，应详细评估排除是否同时存在其他部位的转移。确定肺部结节内是否活跃性肿瘤病灶非常重要，因为在肿瘤消退后，无活性的纤维化结节可能长期持续存在。PET/CT 联合扫描已用于在手术前鉴别活动性肿瘤。由于多数耐药性绒癌病人肺结节仍有癌灶，该类病人即使 HCG 正常，术后仍须通过巩固化疗治疗隐匿性转移。也有专家认为，如果在随访期间 HCG 的水平迅速下降至正常，可无须进行巩固治疗。

2. 脑转移

脑转移复发或耐药 HR-GTN 病人预后极差，死亡率高达 100%。当切除脑部孤立性耐药病灶时，可能需进行颅骨切开术，该手术可挽救病人的生命，尤其是当因颅内出血或颅内压升高导致神经系统急症时。切除颅内病灶也可缓解病情。2010 年北京协和医院的一项病例回顾研究报道，因脑部孤立性耐药病变接受了手术治疗后，7 例病人中有 5 例得到了完全缓解。

3. 腹腔转移

持续性 GTN 肝转移的处理是一个特别棘手且具有挑战性的问题。为控制出血或切除耐药肿瘤，在某些病人中，可行肝叶切除术或选择性动脉介入栓塞。由于肝转移灶的血供丰富，不应进行活检，因为可能导致危及生命的出血。有研究显示排除早期死亡后，肝转移病人的病因特异性生存率为68%。对于腹腔内活跃出血的GTN转移灶，多需要手术干预。该类病人常常误诊为外科疾患而手术。这些转移灶可能引起并发症，尤其是出血。而且多脏器转移GTN病人更容易产生化疗药物不敏感。

耐药或复发性GTN手术治疗是否获益取决于很多因素。如果子宫或转移器官为单个孤立病灶、在初次诊断后一年内进行了补救性手术、组织学显示非绒癌和（或）WHO预后评分小于8分，则预后好。如果年龄超过40岁、HCG大于10 000mIU/mL、前期妊娠为非葡萄胎妊娠、存在肺外多器官转移，则预后差。

五、预后

研究表明，复发性GTN病人的5年总生存率超过90%，其中低危型病人生存率几乎达到100%，高危型病人生存率则在85%左右；而耐药性HR-GTN病人的预后较复发性GTN病人的预后差。

总之，GTN虽然化疗敏感，但复发及耐药GTN病人须多疗程多方案化疗才能缓解。迄今为止，对晚期复发或耐药性GTN病人尚无有效的治疗方法，临床医师应充分评估复发及耐药GTN病人的病情、了解并掌握各种化疗药物的作用机制与药代动力学基本知识，对化疗过程中出现的毒副作用能及时地预防和处理，制订出合理的个体化综合治疗方案。

第二节　胎盘部位滋养细胞肿瘤

胎盘部位滋养细胞肿瘤（placental site trophoblastic tumor，PSTT）是一种特殊类型的妊娠滋养细胞肿瘤，组织学起源为胎盘种植部位的中间型滋养细胞，临床相对罕见。

PSTT主要发生于生育年龄，可以继发于各种类型的妊娠。临床病程多为良性经过，病灶多局限于子宫，预后较好。尽管接受了手术和联合化疗，PSTT 一旦发生转移，预后不良。与其他类型的 GTN 不同，PSTT 对化疗相对不敏感，因此手术是主要的治疗手段，而手术将导致育龄期病人失去生育能力。

一、概述

1. 命名

1895 年 Marchand 最早描述该病为“非典型绒癌”或“非典型绒毛上皮瘤”。到 1910 年美国病理学家 James Ewing 通过文献复习，对其进行了更深入的病理研究，但未有正式命名。根据 1954—1966 年的文献，在 20 世纪五六十年代一度被称为“绒毛膜上皮增殖”。直到 1976 年，Kurman 等描述了 12 例这种特殊类型的滋养细胞疾病，将其命名为“滋养细胞假瘤”，当时被认为是一种良性疾病。之后 Twiggs 等发现该病具有恶性行为，并可发生远处转移并导致病人死亡。因此，1981 年 Scully 和 Young 将该病易名为“胎盘部位滋养细胞肿瘤（placental site trophoblastic tumor，PSTT）”，以描述其病理特征和恶性潜能。1983 年 WHO 正式将该病命名为 PSTT，并沿用至今。据文献综述，自 1976 至 2016 年，已有超过 500 篇文献对 PSTT 进行了报道，但多为个例报道和临床病例回顾分析，有关其分子遗传基础和发病机制的研究很少。

2. 流行病学

PSTT 临床相对罕见，约占全部 GTN 的 1%~2%。英国回顾 30 年妊娠滋养细胞疾病（GTD）病例，PSTT 占其所有 GTD 的 0.2%；根据北京协和医院的资料，该院 1998 年 4 月至 2013 年 4 月期间共收治 GTN 病人 2 086 例，其中绒毛膜癌 984 例，侵蚀性葡萄胎 1 037 例，PSTT 57 例，上皮样滋养细胞肿瘤 8 例，PSTT 占全部 GTN 的 2.73%。

在既往的报道中，因为 PSTT 较少见，临床表现不典型，HCG 升高不明显，临床医生对其认识不足，往往易造成误诊、漏诊，所以 PSTT 的发病率可能被低估了。近年来随着临床医生和病理医生对 PSTT 精准诊断认识的逐渐提高，以及各种影像学诊断手段的应用，PSTT 的诊断水平有所提高，确诊率也有所增加。

二、发病机制

PSTT 的发病机制尚不明确。遗传学分析为 PSTT 的发病机制研究提供了一些线索。PSTT 的基因型多为二倍体，但也有少数病例发现存在四倍体。Hui 等发现 PSTT 病人的前次足月妊娠大多数为女性胎儿，89%病例组织的染色体核型分析结果为 XX，提示 PSTT 的形成需要功能性的父源性 X 染色体（Xp）的存在，并推测 Xp 可能的两个作用机制为：①Xp 上存在癌基因，如 Esx1、Pem、MYCL2、IAP 等。②功能性 X 染色的含量异常。他们在后续的研究中扩大了样本量，进一步验证了功能性的 Xp 与 PSTT 发病的关联性。

分子生物学研究发现，PSTT 组织中 p53，EGFR 和 Ki-67 高表达，bcl-2 不表达，提示 p53 失活，EGFR 和 Ki-67 的上调可能在肿瘤的发生和增殖中起到一定作用。与正常的中间型滋养细胞（IT）相比，PSTT 中病理性 IT 的 Ki-67 染色指数明显增强，同时表达各类细胞周期蛋白（cyclin）和细胞周期蛋白依赖性激酶（CDKs），并且 p53 阳性细胞与 cyclin A 阳性细胞的分布区域比较一致。Nagai 等分析了 12 例 PSTT 病例中 p53 的表达情况，发现 FIGO（International Federation of Gynecology and Obstetrics）分期为Ⅱ期及以上的 6 例病人均有 p53 表达，而 FIGO 分期为Ⅰ期的 6 例病人仅有 1 例表达 p53，提示 p53 还可能参与了疾病预后。

目前世界范围内首次报道一例 PSTT 母婴同时发病，提示 PSTT 可以在宫内经胎盘转移至胎儿。母亲 PSTT 伴有肺转移，行子宫切除和联合化疗，26 个月后痊愈；男婴因 PSTT 伴多脏器转移，最后死于多器官衰竭。

三、组织病理

1. 组织来源

滋养细胞是人体中一种特殊类型的细胞，其特殊性具体表现在组织来源、发育过程、形态变化以及生物学特性等方面。滋养细胞来源于胚胎外层细胞，着床后分化为两层，内层的细胞滋养细胞（cytotrophoblast，CT）和外层的合体滋养细胞（syncytiotrophoblast，ST），也存在中间型滋养细胞（intermediate trophoblast，IT）。目前的研究大多认为，ST 是由 CT 分化而来的，IT 是这种变化的过渡性细胞。

CT 具有增殖分化能力，绒毛表面的 CT 分化为 ST，而绒毛外锚定绒毛的 CT 分化为 IT，IT 又可分为三个亚型：绒毛型 IT、种植部位 IT、绒毛膜型 IT。种植部位 IT 可侵入蜕膜和肌层，浸润并取代子宫螺旋小动脉内皮细胞，进行血管重塑，以增加胎盘血供，而当 IT 异常侵入到子宫肌层时，形成 PSTT。

与其他类型的滋养细胞疾病（葡萄胎、侵蚀性葡萄胎和绒癌）源于细胞滋养细胞（CT）及合体滋养细胞（ST）的异常增生不同，PSTT 源于种植部位中间型滋养细胞（IT）的异常增生。

2. 病理

PSTT 的生长方式多样，可呈结节息肉型、实质性肿块型或弥漫浸润型。肿瘤平均直径为 5cm。肿瘤切面多呈黄色或褐色，组织软脆，可有局灶性出血及坏死，但无绒癌样的广泛出血坏死。

PSTT 镜下特征为肿瘤组织几乎全部由中间型滋养细胞（IT）组成，几乎没有典型的细胞滋养细胞（CT）和合体滋养细胞（ST），没有绒毛结构。瘤细胞通常由弥漫一致的单核细胞组成，多核巨细胞少见，核分裂象不一。最能反映 PSTT 特点的表现是肿瘤细胞对子宫基层和血管的浸润，这种大的单核瘤细胞可呈单个，也可融合成片状、条索状或岛状 .

3. 免疫组织化学标志物

免疫组织化学染色显示，PSTT 肿瘤组织中 50%～100%的细胞人胎盘生乳素（HPL）染色阳性，而人绒毛膜促性腺激素（HCG）阳性的细胞不足 10%，强 hPL 与弱 HCG 的免疫组化染色可作为 PSTT 相对特征性的标志，用于鉴别诊断。

近年来，随着胎盘分子病理的研究进展，发现 PSTT 肿瘤组织还可表达 p53、Cyclins、CDKs、Mel-CAM 等标志。妊娠相关基质蛋白（pMBP）是中间型滋养细胞的标志物之一，在 PSTT 病例中阳性率达 78%。Shih 和 Kurman 利用 MIB-1 抗体双染色技术，检测 Mel-CAM 阳性细胞中 Ki-67 的增值指数，该方法得到的 PSTT 增值指数约为 14%，可用于 PSTT 的鉴别。Shih 后续又提出了一种两步骤模型“Trophogram”，利用 p63、hPL 和 Ki-67 染色，以鉴别不同种类的滋养细胞疾病 HLA-G 染色阳性是中间型滋养细胞相对特异的标志，有助于 PSTT 与其他类型 GTN 相鉴别。抑制素染色有助于 PSTT 与子宫肉瘤以及上皮性癌的鉴别。

四、临床表现

PSTT 多发生于生育年龄女性，平均年龄 34 岁；PSTT 可继发于各种类型的妊娠，包括足月妊娠、葡萄胎、自然流产、人工流产、异位妊娠等，其中足月妊娠最为多见。文献综述，PSTT 有 61%继发于足月妊娠，12%继发于葡萄胎，9%继发于自然流产，8%继发于人工流产，2%继发于其他妊娠相关疾病，另外有 8%原因不明。

PSTT 病人临床症状缺乏特异性，常见症状包括不规则阴道流血、停经、子宫增大等，其他并发或继发症状还有子宫穿孔、肾病综合征、高催乳素血症等。

大多数 PSTT 临床进程表现缓慢，病灶局限于子宫，预后较好。但有约 10%~15%的病例发生子宫外转移，常见的转移部位包括阴道、肺、肝等。一旦发生转移，尽管接受手术和联合化疗，预后仍呈不良。

五、诊断与鉴别诊断

1. 诊断

PSTT 的临床表现不典型，容易误诊、漏诊。临床确诊需要结合病史、病理学、血清学及影像学等辅助检查综合判断。

常用的辅助检查如下。

（1）血清 HCG 测定：多数阴性或轻度升高，范围在 2～22 065mIU/mL 不等，80%不高于 1 000mIU/mL。超过 35%的 PSTT 病人血清游离 HCG-β 亚单位呈阳性、高糖化 HCG（HCG-H）阴性或低水平、尿 β 核心片段阳性。这些血清学检查均有助于 PSTT 与绒癌及其他滋养细胞肿瘤相鉴别。

（2）血 HPL 测定：一般为轻度升高或阴性。

（3）超声检查：是常用的辅助诊断方法。二维超声提示子宫增大，腔内未见胚囊，子宫肌层内多个囊性结构或蜂窝状低回声区或类似子宫肌瘤的回声，或腔内见光点紊乱区。彩色多普勒提示肌壁间蜂窝状回声内血流丰富，呈低阻血流图像。

（4）其他影像学检查：CT 对肺部转移灶有很高的敏感性，主要用于肺转移的诊断；MRI 多用于对子宫和盆腔病灶的诊断。在 MRI 图像上精确定位，尤其适用于要求保留生育功能的子宫孤立病灶的 PSTT 年轻病人，为保守性治疗提供依据。PET-CT 敏感性高，多用于判断有无全身转移和复发后评估，但费用较高，不作为常规检查。

（5）宫腔镜和腹腔镜诊断性检查：需要与其他妊娠相关疾病鉴别，如胎盘残留、异位妊娠等；对无法经过诊刮确诊的局限在子宫腔或子宫壁的占位，可经宫腔镜、腹腔镜或宫-腹腔镜联合切除病灶或活检，获得组织病理，以明确诊断。

（6）染色体核型检查：大部分的胎盘部位滋养细胞肿瘤是二倍体，少数四倍体。

（7）组织学诊断：组织病理学诊断是金标准，同时进行免疫组织化学染色和其他滋养细胞肿瘤鉴别。

2. 鉴别诊断

PSTT 须与绒癌、胎盘部位过度反应（EPS）、胎盘部位结节（PSN）、上皮样滋养细胞肿瘤（ETT）等滋养细胞疾病进行鉴别。与其他类型的 GTN 相比，

PSTT 有其特异性：病灶以坏死性病变为主，而非出血性病变，这是由于 PSTT 的血管受累程度不如其他 GTN 明显；其他类型 GTN 中合体滋养细胞（ST）增殖旺盛，可分泌大量 HCG，血清 HCG 水平明显升高，而 PSTT 由中间型滋养细胞（IT）组成，仅能分泌少量 HCG，其血清 HCG 升高不如其他类型 GTN 明显。但鉴别需要病理和免疫组织化学染色。

同时，PSTT 还须与其他妊娠相关疾病相鉴别。足月产后以及流产后 HCG 轻度升高，发现宫腔占位，须与胎盘和妊娠物残留鉴别，需要诊刮或宫腔镜检查；停经后阴道出血，或不规则阴道出血，HCG 升高，超声发现子宫肌壁间，尤其是位于宫角的血供丰富的病灶，还须要与异位妊娠鉴别。近年随着二胎政策放开，剖宫产切口妊娠发病率增加，剖宫产切口部位 PSTT 也有报道。

对于 HCG 正常的宫腔占位，还需与黏膜下子宫肌瘤、子宫内膜息肉等鉴别。

3. 临床分期

PSTT 的临床分期采用 FIGO 解剖学分期，但 WHO/FIGO 预后评分系统不适用 PSTT。

六、治疗

1. 手术治疗

PSTT 对化疗不敏感，手术是主要的治疗手段，首选全子宫切除术，因卵巢镜下转移率仅为 3%，故卵巢外观无异常者可以保留卵巢，特别是绝经前希望保留卵巢功能的病人。对于无高危因素的 PSTT 病人，全子宫切除后不必给予任何辅助治疗。

2. 化疗

与其他妊娠滋养细胞肿瘤相比，PSTT 病人对化疗不敏感，一般作为手术后的辅助治疗。化疗指征为：①有高危因素（距前次妊娠时间大于 2 年、有丝分裂指数多于 5 个/10 高倍视野、肌层浸润深度大于 1/2、脉管受累）的 Ⅰ 期病人。②Ⅱ期及Ⅱ期以上的 PSTT 病人。③保守术后可疑有残余肿瘤病人。④远处转移、术后复发或疾病进展病人。一般认为对于 FIGO Ⅰ期低危病人术后可不予化疗，Ⅱ期及Ⅱ期以上的病人应给予辅助性化疗。

由于 PSTT 对化疗不如妊娠滋养细胞肿瘤敏感，不主张单药化疗，推荐首选 EP-EMA 方案和EMA-CO方案，实施化疗的疗程数和巩固化疗原则同高危 GTN。

3. 放疗

在姑息治疗中有一定疗效，但非一线选择，仅推荐用于局部、孤立的复发病灶病人，对于盆腔残余灶，放疗联合手术和化疗可能有一定好处。放疗必须个体化。

七、预后

妊娠滋养细胞肿瘤的预后评分不适用于 PSTT。目前认为，FIGO 分期是 PSTT 最重要的预后因素。局限于子宫的 PSTT 病人治愈率达 95%，病灶扩散到子宫外的存活率约为 75%。

影响 PSTT 预后的高危因素有：①FIGO 分期Ⅲ~Ⅳ期。②有丝分裂指数多于 5 个/高倍视野。③距先前妊娠时间大于 2 年。④具有子宫外转移病灶。另外，年龄大于等于 40 岁、β-HCG 大于 10 000U/L、肿瘤体积较大、肌层浸润深度大于 1/2、脉管受累、大面积肿瘤出血坏死、出现肾病综合征、高血压、红细胞增多症、脾大等并发症等都提示预后不良。

八、随访

和其他 GTN 一样，PSTT 治疗后也应随访。一般建议，第 1 年每 3 个月随访 1 次，然后每 6 个月 1 次直至 3 年，此后每年 1 次直至 5 年，以后可每 2 年 1 次。随访内容同 GTN，由于通常缺乏肿瘤标志物，临床表现和影像学检查在随访中的意义相对更重要。

尽管大部分 PSTT 病人血清 HCG 阴性或轻度升高，但目前多数学者还是建议通过血清 HCG 水平的测定来监测治疗的疗效和疾病是否复发。即使 β-HCG 水平很低，可能疾病仍有进展。对于 β-HCG 无法检测或低血清水平，尿 β-核心片段或 β-HCG 也是一种好的监测方法。磁共振（MRI）对胎盘部位滋养细胞肿瘤病灶的监测具有较高的敏感性，因此在胎盘部位滋养细胞肿瘤的随访中 MRI 具有一定的重要性。

第五章

妊娠并发症

第一节　妊娠剧吐

妊娠剧吐（hyperemesis gravidarum，HG）指妊娠早期孕妇出现严重持续的恶心、呕吐，并引起脱水、酮症甚至酸中毒，需要住院治疗。有恶心呕吐的孕妇中通常只有0.3%~1.0%发展为妊娠剧吐。

（一）病因

1. 内分泌因素

（1）绒毛膜促性腺激素（HCG）水平升高：鉴于早孕反应出现与消失的时间与孕妇血HCG水平上升与下降的时间一致，加之葡萄胎、多胎妊娠孕妇血HCG水平明显升高，剧烈呕吐发生率也高，提示妊娠剧吐可能与HCG水平升高有关。

（2）甲状腺功能改变：60%的HG患者可伴发短暂的甲状腺功能亢进，呕吐的严重程度与游离甲状腺激素显著相关。

2. 精神状态、生活环境

精神过度紧张、焦虑、忧虑及生活环境和经济状况较差的孕妇易发生妊娠剧吐。

（二）临床表现

大多数妊娠剧吐发生于妊娠 10 周以前。典型表现为妊娠 6 周左右出现恶心、呕吐并随妊娠进展逐渐加重，至妊娠 8 周左右发展为持续性呕吐，不能进食，导致孕妇脱水、电解质紊乱甚至酸中毒。极为严重者出现嗜睡、意识模糊、谵妄甚至昏迷、死亡。孕妇体重下降，下降幅度甚至超过发病前的 5%，出现明显消瘦、极度疲乏、口唇干裂、皮肤干燥、眼球凹陷及尿量减少等症状。孕妇肝肾功能受损出现黄疸、血胆红素和转氨酶升高、尿素氮和肌酐增高、尿蛋白和管型。严重者可因维生素 B_1 缺乏引发 Wernicke 脑病。

（三）诊断及鉴别诊断

妊娠剧吐为排除性诊断，应仔细询问病史，排除可能引起呕吐的其他疾病，如胃肠道感染（伴腹泻）、胆囊炎、胆道蛔虫、胰腺炎（伴腹痛，血浆淀粉酶水平升高达正常值的 5~10 倍）、尿路感染（伴排尿困难或腰部疼痛）、病毒性肝炎（血清肝炎标志物阳性，肝酶水平显著升高）等。

对妊娠剧吐的孕妇还应行辅助检查以协助了解病情。

1. 尿液检查

测定尿酮体、尿量、尿比重，中段尿细菌培养以排除泌尿系统感染。

2. 血液检查

测定血常规、肝肾功、电解质等评估病情严重程度。部分妊娠剧吐的孕妇肝酶升高，但通常不超过正常上限值的 4 倍或 300U/L；血清胆红素水平升高，但不超过 4mg/dl（1mg/dl＝17.1μmol/L）。

3. 超声检查

排除多胎妊娠、滋养细胞疾病等。

（四）并发症

1. 甲状腺功能亢进

妊娠后 HCG 水平升高，由于 HCG 与促甲状腺激素（TSH）的 β 亚单位化学结构相似，可刺激甲状腺分泌甲状腺激素，继而反馈性抑制 TSH 水平，故

60%~70%的妊娠剧吐孕妇可出现短暂的甲状腺功能亢进，表现为TSH水平下降或游离T_4水平升高，常为暂时性，一般无须使用抗甲状腺药物，甲状腺功能通常在孕20周恢复正常。

2. Wernicke脑病

一般在妊娠剧吐持续3周后发病，为严重呕吐引起维生素B_1严重缺乏所致。临床表现为眼球震颤、视力障碍、步态和站立姿势受影响，可发生木僵或昏迷甚至死亡。

（五）治疗

持续性呕吐合并酮症的孕妇需要住院治疗，包括静脉补液、补充多种维生素尤其是B族维生素、纠正脱水及电解质紊乱、合理使用止吐药物、防治并发症。

1. 一般处理及心理支持治疗

应尽量避免接触容易诱发呕吐的气味、食品等。避免早晨空腹，鼓励少量多餐。

2. 纠正脱水及电解质紊乱

①每日静脉补液量3 000mL左右，补充维生素B_6、维生素B_1、维生素C，连续输液至少3日，维持每日尿量≥1 000mL。孕妇常不能进食，可按照葡萄糖50g、胰岛素10U、10%氯化钾1.0g配成极化液输注补充能量。应注意先补充维生素B_1后再输注极化液，以防止发生Wernicke脑病。②补钾3~4g/d，严重低钾血症时可补钾至6~8g/d。原则上每500mL尿量补钾1g较为安全，同时监测血清钾水平和心电图。

3. 止吐治疗

①维生素B_6或维生素B_6-多西拉敏复合制剂。②甲氧氯普胺：妊娠早期应用甲氧氯普胺并未增加胎儿畸形、自然流产的发生风险，新生儿出生体重与正常对照组相比无显著差异。③昂丹司琼（恩丹西酮）：仍缺乏足够证据证实昂丹司琼对胎儿的安全性，虽然其绝对风险低，但使用时仍须权衡利弊。④异丙

嗪：异丙嗪的止吐疗效与甲氧氯普胺基本相似。⑤糖皮质激素：甲泼尼龙可缓解妊娠剧吐的症状，但鉴于妊娠早期应用与胎儿唇裂相关，应避免在孕10周前将其作为一线用药，仅作为顽固性妊娠剧吐患者的最后止吐方案。

（六）预后

大多数妊娠剧吐患者，经过积极规范的治疗，病情会很快得以改善，并随着妊娠进展而自然消退，母儿预后总体良好。

第二节 妊娠期高血压疾病

妊娠期高血压疾病（hypertensive disorders of pregnancy，HDP）是妊娠与血压升高并存的一组疾病，发生率5%~12%。该组疾病包括妊娠期高血压、子痫前期、子痫，以及慢性高血压并发子痫前期和妊娠合并慢性高血压，严重影响母婴健康，是孕产妇和围产儿病死率升高的主要原因。妊娠期高血压疾病的分类与临床表现见表5-1。

表5-1 妊娠期高血压疾病分类与临床表现

分类	临床表现
妊娠期高血压	妊娠20周后出现高血压，收缩压≥140mmHg和（或）舒张压≥90mmHg，于产后12周内恢复正常；尿蛋白（-）；产后方可确诊
子痫前期	妊娠20周后出现收缩压≥140mmHg和（或）舒张压≥90mmHg，伴有尿蛋白≥0.3g/24h，或随机尿蛋白（+） 或虽无蛋白尿，但合并下列任何一者： ·血小板减少（血小板<100×10^9/L） ·肝功能损害（血清转氨酶水平为正常值2倍以上） ·肾功能损害（血肌酐水平大于1.1mg/dl或为正常值2倍以上） ·肺水肿 ·新发生的中枢神经系统异常或视觉障碍
子痫	子痫前期基础上发生不能用其他原因解释的抽搐

续 表

分类	临床表现
慢性高血压并发子痫前期	慢性高血压妇女妊娠前无蛋白尿，妊娠20周后出现蛋白尿；或妊娠前有蛋白尿，妊娠后蛋白尿明显增加，或血压进一步升高，或出现血小板减少<100×10^9/L，或出现其他肝肾功能损害、肺水肿、神经系统异常或视觉障碍等严重表现
妊娠合并慢性高血压	妊娠20周前收缩压≥140mmHg和（或）舒张压≥90mmHg（除外滋养细胞疾病），妊娠期无明显加重；或妊娠20周后首次诊断高血压并持续到产后12周以后

注：（1）普遍认为<34周发病者为早发型子痫前期；

（2）大量蛋白尿（24小时蛋白尿≥5g）既不作为评判子痫前期严重程度的标准，亦不作为终止妊娠的指征，但须严密监测。

妊娠期高血压、子痫前期和子痫与慢性高血压在发病机制及临床处理上均不同，本节重点阐述前三种疾病。

一、子痫前期-子痫

子痫前期-子痫是妊娠期特有的疾病，在妊娠20周之后发生。本病是一种动态性疾病，病情可呈持续性进展，这就是子痫前期-子痫严重程度的延续性。“轻度”子痫前期只代表诊断时的状态，任何程度的子痫前期都可能导致严重不良预后，因此不再诊断“轻度”子痫前期，而诊断为子痫前期，以免造成对病情的忽视，将伴有严重表现的子痫前期诊断为“重度”子痫前期，以引起临床重视（表5-2）。

表5-2 重度子痫前期的诊断标准

子痫前期伴有下面任何一种表现：
·收缩压≥160mmHg，或舒张压≥110mmHg（卧床休息，两次测量间隔至少4小时）
·血小板减少（血小板<100×10^9/L）

续 表

·肝功能损害（血清转氨酶水平为正常值2倍以上），严重持续性右上腹或上腹疼痛，不能用其他疾病解释，或二者均存在
·肾功能损害（血肌酐水平大于1.1mg/dl或无其他肾脏疾病时肌酐浓度为正常值2倍以上）
·肺水肿
·新发生的中枢神经系统异常或视觉障碍

（一）子痫前期

1. 诊断

根据病史、临床表现及辅助检查即可作出诊断，由于该病临床表现的多样性，应注意评估有无多脏器损害。

（1）病史：注意询问妊娠前有无高血压、肾病、糖尿病、系统性红斑狼疮、血栓性疾病等病史，有无妊娠期高血压疾病家族史，了解患者此次妊娠后高血压、蛋白尿、头痛、视力模糊、上腹疼痛、少尿、抽搐等症状出现的时间和严重程度。

（2）高血压：同一手臂至少2次测量，收缩压≥140mmHg和（或）舒张压≥90mmHg定义为高血压。若血压较基础血压升高30/15mmHg，但低于140/90mmHg时，不作为诊断依据，但须严密观察。对首次发现血压升高者，应间隔4小时或以上复测血压。对于收缩压≥160mmHg和（或）舒张压≥110mmHg的严重高血压，为观察病情指导治疗，应密切观察血压。为确保测量准确性，应选择型号合适的袖带（袖带长度应该是上臂围的1.5倍）。

（3）尿蛋白：高危孕妇每次产检均应检测尿蛋白，尿蛋白检查应选中段尿，对可疑子痫前期孕妇应测24小时尿蛋白定量。尿蛋白的诊断标准有两个：①尿蛋白≥0.3g/24h。②尿蛋白定性≥（+）。随机尿蛋白定性不准确，只有定量方法不可用时才考虑使用。要注意避免阴道分泌物或羊水污染尿液。当泌尿系统感染、严重贫血、心力衰竭和难产时，可导致蛋白尿。

（4）辅助检查：应进行以下常规检查。①血常规。②尿常规。③肝功能。

④肾功能、尿酸。⑤凝血功能。⑥心电图。⑦电子胎心监护。⑧超声检查胎儿、胎盘和羊水等。视病情发展、诊治需要应酌情增加以下有关检查项目：①眼底检查。②超声等影像学检查肝、胆、胰、脾、肾等脏器。③电解质。④动脉血气分析。⑤心脏彩超及心功能检查。⑥脐动脉血流、子宫动脉等多普勒血流监测。⑦头颅 CT 或磁共振检查。⑧有条件的单位可检查自身免疫性疾病相关指标。

2. 鉴别诊断

妊娠期高血压、子痫前期主要与慢性肾炎相鉴别，妊娠期发生急性肾炎者较少见。妊娠前已存在慢性肾炎病变者，妊娠期常可发现蛋白尿，重者可发现管型及肾功能损害，伴有持续性血压升高，眼底可有肾炎性视网膜病变。隐匿型肾炎较难鉴别，需仔细询问相关病史，应进一步做肾小球及肾小管功能检查。本病还应与妊娠合并慢性高血压相鉴别，后者在妊娠前已存在高血压疾病。

3. 病因及发病机制

子痫前期病因和发病机制至今尚未完全阐明。子痫前期是一种多因素、多机制及多通路致病的疾病，无法以“一元论”来解释，这就是子痫前期病因的异质性，有学者提出子痫前期发病机制“两阶段学说”（图 5-1）。第一阶段为临床前期，即子宫螺旋动脉滋养细胞重铸障碍，导致胎盘缺血、缺氧，释放多种胎盘因子；第一阶段胎盘因子进入母体血液循环，促进系统性炎症反应的激活及血管内皮损伤，引起子痫前期-子痫多样化的临床表现。有关病因和发病机制的主要学说有以下几种。

（1）子宫螺旋小动脉重铸不足：正常妊娠时，细胞滋养层细胞分化为绒毛滋养细胞和绒毛外滋养细胞（extravillous trophoblast，EVT）。EVT 包括间质绒毛外滋养细胞（interstitial extravillous trophoblast，iEVT）和血管内绒毛外滋养层细胞（endovascular extravillous trophoblast，enEVT）。iEVT 负责浸润子宫内膜基质直至子宫肌层的内 1/3 处，enEVT 则进入子宫螺旋小动脉管腔并逐渐替代血管壁平滑肌细胞、内皮细胞，使动脉由高阻力低容量血管转变为低阻力高容量血管以提高胎盘的血流量，确保母胎之间物质交换正常进行和胎儿发育。但子痫前期绒毛外滋养细胞浸润能力受损，造成“胎盘浅着床”和子宫螺旋动脉重铸极其不足，仅蜕膜层血管重铸，子宫螺旋动脉的管腔径为正常妊娠的1/2，血管阻力增大，胎盘灌注减少，从而引发子痫前期的一系列症状。但造成子宫螺旋小动脉重铸不足的机制尚待研究。

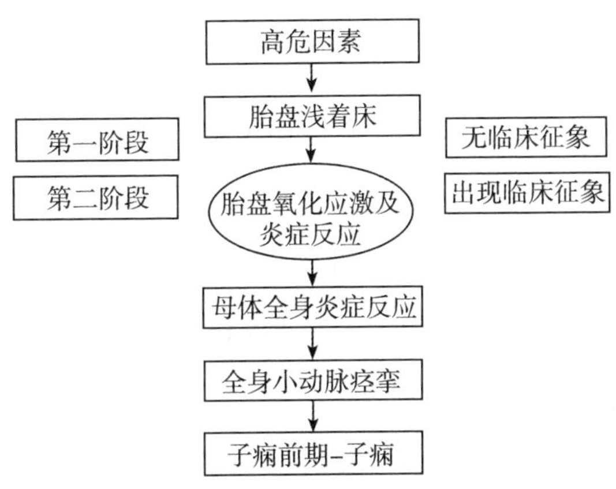

图 5–1　子痫前期发病机制“两阶段学说”示意图

（2）炎症免疫过度激活：子痫前期患者无论是母胎界面局部还是全身均存在炎症免疫反应过度激活现象。现有证据显示，母胎界面局部处于主导地位的天然免疫系统在子痫前期发病中起重要作用，Toll 样受体家族、蜕膜自然杀伤细胞（dNK）、巨噬细胞等的数量、表型和功能异常均可影响子宫螺旋小动脉重铸，造成胎盘浅着床。特异性免疫研究集中在 T 细胞，正常妊娠时母体 Th1/Th2 免疫状态向 Th2 漂移，但子痫前期患者蜕膜局部 T 淋巴细胞向 Th1 型漂移。近年发现，$CD4^+CD25^+$调节性 T 细胞（regulatory T cells，Treg 细胞）参与 Th1/Th2 免疫状态的调控。当 Treg 细胞显著减少时，促进 Th1 占优势，使母体对胚胎免疫耐受降低，引发子痫前期。

（3）血管内皮细胞受损：血管内皮细胞损伤是子痫前期的基本病理变化之一，它使扩血管物质如一氧化氮（NO）、前列环素 I_2 合成减少，而缩血管物质如内皮素（ET）、血栓素 A_2 等合成增加，从而促进血管痉挛。此外血管内皮损伤还可激活血小板及凝血因子，加重子痫前期的高凝状态。引起子痫前期血管内皮损伤的因素很多，如炎性介质肿瘤坏死因子、白细胞介素-6、极低密度脂蛋白等，还有氧化应激反应。

（4）遗传因素：子痫前期具有家族倾向性，提示遗传因素与该病发生有关，但遗传方式尚不明确。由于子痫前期的异质性，尤其是遗传和环境因素的交互作用产生了复杂的表型。在子痫前期遗传易感性研究中，尽管目前已定位了十几个子痫前期染色体易感区域，但在该区域内进一步寻找易感基因仍面临很大的挑战。

（5）营养缺乏：已发现多种营养因素如低白蛋白血症、钙、镁、锌、硒等缺乏与子痫前期发生可能有关，但是这些证据需要更多的临床研究进一步证实。

4. 病理生理变化及对母儿影响

基本病理生理变化是全身小血管痉挛和血管内皮损伤。全身各脏器各系统灌注减少，对母儿造成危害，甚至危及母儿生命安全。由于该病表现为多脏器和系统损害，故有学者提出子痫前期-子痫综合征的概念。

（1）脑：脑血管痉挛，通透性增加，导致脑水肿、充血、局部缺血、血栓形成及出血等。CT 检查脑皮质呈现低密度区，并有相应的局部缺血和点状出血，提示脑梗死，并与昏迷及视力下降、失明相关。大范围脑水肿主要表现为感觉迟钝和思维混乱，个别患者可出现昏迷，甚至脑疝。子痫前期脑血管阻力和脑灌注压均增加，高灌注压可致明显头痛。而子痫的发生与脑血管自身调节功能丧失相关。

（2）肾脏：肾小球扩张，内皮细胞肿胀，纤维素沉积于内皮细胞。血浆蛋白自肾小球漏出形成蛋白尿。肾血流量及肾小球滤过量下降，导致血尿酸和肌酐水平升高。肾脏功能严重损害可致少尿及肾衰竭。

（3）肝脏：肝脏损害常表现为血清转氨酶水平升高。肝脏的特征性损伤是门静脉周围出血，严重时门静脉周围坏死和肝包膜下血肿形成，甚至发生肝破裂危及母儿生命安全。

（4）心血管：血管痉挛，血压升高，外周阻力增加，心肌收缩力受损和射血阻力（即心脏后负荷）增加，心输出量明显减少，心血管系统处于低排高阻状态，加之内皮细胞活化使血管通透性增加，血管内液进入心肌细胞间质，导致心肌缺血、间质水肿、心肌点状出血或坏死、肺水肿，严重时导致心力衰竭。

（5）血液：由于全身小动脉痉挛，血管壁渗透性增加，血液浓缩，血细胞比容上升。当血细胞比容下降时，多合并贫血或红细胞受损或溶血。

（6）内分泌及代谢：由于血管紧张素转化酶增加，妊娠晚期盐皮质激素、去氧皮质酮升高可致钠潴留，血浆胶体渗透压降低，细胞外液可超过正常妊娠，但水肿与子痫前期的严重程度及预后关系不大。通常其电解质水平与正常妊娠无明显差异。子痫抽搐后，可出现乳酸性酸中毒及呼吸代偿性的二氧化碳丢失，可致血中碳酸盐浓度降低。

（7）子宫胎盘血流灌注：子宫螺旋动脉重铸不足导致胎盘灌注下降，螺旋动脉平均直径仅为正常孕妇螺旋动脉直径的1/2，加之伴有内皮损害及胎盘血管急性动脉粥样硬化，使胎盘功能下降，胎儿生长受限，胎儿窘迫。若胎盘床血管破裂可致胎盘早剥，甚至危及母儿生命安全。

5. 预测与预防

（1）子痫前期的预测对于早期预防和早期治疗，降低母婴死亡率有重要意义，但目前尚无特别有效、可靠和经济的预测方法。首次产前检查应进行风险评估，主张联合多项指标综合评估预测，尤其要联合高危因素。

1）高危因素：流行病学调查发现孕妇年龄≥40岁、子痫前期病史、抗磷脂抗体阳性、高血压、慢性肾炎、糖尿病或遗传性血栓形成倾向、初次产检时BMI≥35kg/m^2、子痫前期家族史（母亲或姐妹）、本次妊娠为多胎妊娠、首次怀孕、妊娠间隔时间≥10年以及早孕期收缩压≥130mmHg或舒张压≥80mmHg等均与子痫前期密切相关。

2）生化指标：包括可溶性酪氨酸激酶-1（soluble Fms-like tyrosine

kinase-1，sFlt-1）、胎盘生长因子（placental growth factor，PLGF）、胎盘蛋白13（placental protein 13，PP13）、可溶性内皮因子（soluble endothelin，sEng）等。生化指标联合高危因素，有一定预测价值。

3）子宫动脉多普勒血流检测：妊娠20~24周时进行，如子宫动脉搏动指数和阻力指数持续升高或出现子宫动脉舒张早期切迹等病理波形，有助于预测子痫前期的发生。

（2）对低危人群目前尚无有效的预防方法，对预测发现的高危人群，可能有效的预防措施如下。

1）适度锻炼：妊娠期应适度锻炼，合理安排休息，以保持妊娠期身体健康。

2）合理饮食：妊娠期不需要严格限制盐的摄入，也不需要肥胖孕妇限制热量摄入。

3）补钙：低钙摄入（摄入量<600mg/d）的孕妇建议补钙，每日口服1500~2000mg钙。

4）阿司匹林：抗凝治疗主要针对有特定子痫前期高危因素者。用法：可从妊娠11~13^{+6}周，最晚不超过妊娠20周开始使用，每晚睡前口服低剂量阿司匹林100~150mg至36周，或者至终止妊娠前5~10日停用。

6. 治疗

治疗目的是控制病情、延长孕周、尽可能保障母儿安全。治疗原则主要为降压、解痉、镇静等。密切监测母儿情况，必要时适时终止妊娠是最有效的处理措施。

（1）评估和监测：子痫前期病情复杂、变化快，分娩和产后生理变化及各种不良刺激均可能导致病情变化。因此，对产前、产时和产后的病情进行密切评估和监测十分重要，以便了解病情进展情况，及时合理干预，避免不良临床结局发生。评估和监测的内容及频率需根据病情严重程度决定。

评估和监测的内容如下。①症状：血压、有无头痛、眼花、胸闷、腹部疼痛、胎动、阴道流血、尿量、孕妇体重变化等。②辅助检查：血常规、尿常规、随机尿蛋白/肌酐、24 小时尿蛋白定量、肝肾功能、凝血功能、电子胎心监护、产科超声检查、脐动脉血流、孕妇超声心动图检查等。

（2）一般处理：

1）妊娠期高血压和子痫前期患者可门诊治疗，重度子痫前期患者应住院治疗。

2）注意适当休息，保证充足的蛋白质和热量，不需要限制食盐摄入。

3）保证充足睡眠，必要时可睡前口服地西泮 2.5~5mg。

（3）降压：降压治疗的目的是预防子痫、心脑血管意外和胎盘早剥等严重母儿并发症。收缩压≥160mmHg 和（或）舒张压≥110mmHg 的严重高血压必须降压治疗；收缩压≥150mmHg 和（或）舒张压≥100mmHg 的非严重高血压建议降压治疗；收缩压 140~150mmHg 和（或）舒张压 90~100mmHg 不建议治疗，但对并发脏器功能损伤者可考虑降压治疗。妊娠前已用降压药治疗的孕妇应继续降压治疗。

目标血压：未并发脏器功能损伤者，收缩压应控制在 130~155mmHg，舒张压应控制在 80~105mmHg；并发脏器功能损伤者，则收缩压应控制在 130~139mmHg，舒张压应控制在 80~89mmHg。降压过程力求下降平稳，不可波动过大。为保证子宫胎盘血流灌注，血压不建议低于 130/80mmHg。

常用口服降压药物降压，若口服药物控制血压不理想，可静脉用药。为防止血液浓缩、有效循环血量减少、高凝倾向，妊娠期一般不使用利尿剂降压。不推荐使用阿替洛尔和哌唑嗪，禁止使用血管紧张素转换酶抑制剂（ACEI）和血管紧张素Ⅱ受体拮抗剂（ARB）。常用的降压药物为：①拉贝洛尔：为 α、β 肾上腺素能受体阻滞剂，降低血压但不影响肾及胎盘血流量，并可对抗血小板凝集，促进胎儿肺成熟。该药显效快，不引起血压过低或反射性心动过速。用法：口服，50~150mg/次，3~4 次/日。静脉注射：初始剂量 20mg，10 分钟后若无有效降压则剂量加倍，最大单次剂量 80mg，直至血压控制，每日最大总剂量220mg。静脉滴注：50～100mg加入5%葡萄糖250～500mL，根据血压调整滴速，待血压稳定后改口服。②硝苯地平：为钙离子通道阻滞剂，可解除外周血管痉挛，使全身血管扩张，血压下降，由于其降压作用迅速，一般不主张舌下含化。用法：口服，10mg/次，3～4次/日，必要时可以加量，一般一日30～90mg，24小时总量不超过120mg。其副作用为心悸、头痛，使用时须监测血压变化，警惕血压太低而造成的严重并发症。因其与硫酸镁有协同作用，故不建议联合使用。③尼莫地平：为钙离子通道阻滞剂，其优点在于选择性扩张脑血管。用法：口服，20～60mg/次，2～3次/日；静脉滴注：20～40mg加入5%葡萄糖溶液250mL，每日总量不超过360mg，该药副作用为头痛、恶心、心悸及颜面潮红。④尼卡地平：二氢吡啶类钙离子通道阻滞剂。用法：口服，初始剂量20～40mg/次，3次/日。静脉滴注每小时1mg起，根据血压变化每10分钟调整剂量。⑤酚妥拉明：α肾上腺素能受体阻滞剂。用法：10～20mg溶入5%葡萄糖100～200mL，以10μg/min静脉滴注。⑥甲基多巴：可兴奋血管运动中枢的α受体，抑制外周交感神经从而降低血压，妊娠期使用效果较好。用法：口服，250mg/次，3～4次/日。根据病情酌情增减，每日总量不超过2000mg。其副作用为嗜睡、便秘、口干、心动过缓。⑦硝酸甘油：作用于氧化亚氮合酶，可同时扩张动脉和静脉，降低前后负荷，主要用于合并心力衰竭和急性冠脉综合征时高血压急症的降压治疗。起始剂量5～10μg/min静脉滴注，每5～10分钟增加滴速至维持剂量20～50μg/min。⑧硝普钠：强效血管扩张剂，扩张周围血管使血压下降。由于药物能迅速通过胎盘进入胎儿体内，并保持较高浓度，其代谢产物（氰化物）对胎儿有毒性作用，不宜在妊娠期使用。分娩期或产后血压过高，应用其他降压药效果不佳时，方考虑使用。用法：50mg加入5%葡萄糖溶液500mL，以0.5～0.8μg/（kg·min）静脉缓滴。妊娠期应用仅适用于其他降压药物无效的高血压危象孕妇。用药期间，应严密监测血压及心率。

（4）解痉：硫酸镁是子痫治疗的一线药物，也是重度子痫前期预防子痫发作的关键药物。硫酸镁控制子痫再次发作的效果优于地西泮、苯巴比妥和冬眠合剂等镇静药物。除非存在硫酸镁应用禁忌或硫酸镁治疗效果不佳，否则不推荐使用地西泮和苯妥英钠等用于子痫的预防或治疗。

1）作用机制：镁离子可通过下列机制解痉。①抑制运动神经末梢释放乙酰胆碱，阻断神经肌肉接头间的信息传导，使骨骼肌松弛。②刺激血管内皮细胞合成前列环素，抑制内皮素合成，降低机体对血管紧张素Ⅱ的反应，从而缓解血管痉挛状态。③通过阻断谷氨酸通道阻止钙离子内流，解除血管痉挛、减少血管内皮损伤。④提高孕妇和胎儿血红蛋白的亲和力，改善氧代谢。

2）用药指征：①控制子痫抽搐及防止再抽搐。②预防重度子痫前期发展成为子痫。③重度子痫前期患者临产前用药，预防产时子痫或产后子痫。硫酸镁不可作为降压药使用。

3）用药原则：①预防和治疗子痫的硫酸镁用药方案相同。②分娩前未使用硫酸镁者，分娩过程中可使用硫酸镁，并持续至产后至少24~48小时。③注意保持硫酸镁血药浓度的稳定性。

4）用药方案：负荷剂量硫酸镁4~6g，溶于25%葡萄糖20mL静推（15~20分钟），或者溶于5%葡萄糖100mL快速静滴（15~20分钟），继而硫酸镁1~2g/h静滴维持。睡眠前可停用静脉给药，改为肌内注射一次，用法：25%硫酸镁20mL+2%利多卡因2mL深部臀肌内注射。硫酸镁24小时用药总量一般不超过25g，用药时限一般不超过5日。

5）注意事项：血清镁离子有效治疗浓度为1.8~3.0mmol/L，超过3.5mmol/L可能出现中毒症状。使用硫酸镁必备条件：①膝腱反射存在。②呼吸≥16次/分。③尿量≥17mL/h或≥400mL/24h。④备有10%葡萄糖酸钙。镁离子中毒时停用硫酸镁并静脉缓慢推注（5~10分钟）10%葡萄糖酸钙10mL。如患者同时合并肾功能不全、心肌病、重症肌无力等，应慎用或减量使用硫酸镁。条件许可，用药期间可监测血清镁离子浓度。

（5）镇静：镇静药物可缓解孕产妇精神紧张、焦虑症状，改善睡眠，当应用硫酸镁无效或有禁忌时，可使用镇静药物来预防并控制子痫。①地西泮：具有较强的镇静、抗惊厥、肌肉松弛作用，对胎儿及新生儿的影响较小。用法：口服 2.5~5mg，每日 3 次或睡前服用；10mg 肌内注射或静脉缓慢推入（>2 分钟）可用于预防子痫发作。1 小时内用药超过 30mg 可能发生呼吸抑制，24 小时总量不超过 100mg。②冬眠药物：可广泛抑制神经系统，有助于解痉降压，控制子痫抽搐。冬眠合剂由哌替啶 100mg、氯丙嗪 50mg、异丙嗪 50mg 组成，通常以 1/3 或 1/2 量肌内注射，或加入 5%葡萄糖 250mL 内静脉缓慢滴注。由于氯丙嗪可使血压急剧下降，使肾及子宫胎盘血供减少，导致胎儿缺氧，且对母儿肝脏有一定的损害，现仅用于硫酸镁治疗效果不佳者。③苯巴比妥钠：具有较好的镇静、抗惊厥、控制抽搐作用，子痫发作时给予 0.1g 肌内注射，预防子痫发作时口服 30mg，每日 3 次。由于该药可致胎儿呼吸抑制，分娩前 6 小时慎用。

（6）利尿：不主张常规应用利尿剂，仅当患者出现全身性水肿、肺水肿、脑水肿、肾功能不全、急性心力衰竭时，可酌情使用呋塞米等快速利尿剂。

甘露醇主要用于脑水肿，该药属高渗性利尿剂，患者心衰或潜在心衰时禁用。甘油果糖适用于肾功能有损伤的患者。严重低蛋白血症有腹腔积液者，可补充白蛋白后再给予利尿剂。

（7）促胎肺成熟：孕周<35 周的子痫前期患者，预计 1 周内可能分娩者均应给予糖皮质激素促胎肺成熟治疗。

（8）分娩时机和方式：子痫前期患者经积极治疗母儿状况无改善或者病情持续进展时，终止妊娠是唯一有效的治疗措施。

1）终止妊娠时机：①妊娠期高血压、子痫前期患者可期待治疗至 37 周终止妊娠。②重度子痫前期患者，妊娠<24 周经治疗病情不稳定者建议终止妊娠；孕 24~28 周根据母儿情况及当地医疗条件和医疗水平决定是否期待治疗；孕 28~34 周，若病情不稳定，经积极治疗 24~48 小时病情仍加重，促胎肺成熟后应终止妊娠，若病情稳定，可考虑继续期待治疗，并建议提前转至早产儿救治能力较强的医疗机构；妊娠≥34 周患者应考虑终止妊娠。

2）终止妊娠的方式：如无产科剖宫产指征，原则上考虑阴道试产。但如果不能短时间内阴道分娩，病情有可能加重，可放宽剖宫产指征。

3）分娩期间注意事项：注意观察自觉症状变化，监测血压并继续降压治疗，应将血压控制在≤160/110mmHg；监测胎心变化；积极预防产后出血；产时不可使用任何麦角新碱类药物。

（9）产后处理：妊娠期高血压可延续至产后，但也可在产后首次发生高血压、子痫前期甚至子痫。产后新发生的高血压称为产后高血压，虽然其未被归类为妊娠期高血压疾病，但仍须重视。当血压持续≥150/100mmHg时建议降压治疗，当出现重度子痫前期和子痫时，降压的同时应使用硫酸镁。

（10）早发型重度子痫前期的处理：重度子痫前期发生于妊娠34周之前者称为早发型重度子痫前期，发生于妊娠34周及之后者为晚发型重度子痫前期。对于早发型重度子痫前期，建议住院治疗，解痉、降压治疗并给予糖皮质激素促胎肺成熟，严密监测母儿情况，充分评估病情以明确有无严重的脏器损害，从而决定是否终止妊娠。当出现以下情况时建议终止妊娠：①患者出现持续不适症状或严重高血压。②子痫、肺水肿、HELLP综合征。③发生严重肾功能不全或凝血功能障碍。④胎盘早剥。⑤孕周太小胎儿无法存活。⑥胎儿窘迫。

（二）子痫

子痫是子痫前期-子痫最严重的阶段，发作前可有不断加重的严重表现，也可发生于无血压升高或升高不显著、尿蛋白阴性的病例。通常产前子痫较多，产后48小时发作者约占25%。子痫抽搐进展迅速，是造成母儿死亡的最主要原因，应积极处理。

1. 临床表现

前驱症状短暂，表现为抽搐、面部充血、口吐白沫、深昏迷；随之深部肌肉僵硬，很快发展成典型的全身高张阵挛惊厥、有节律的肌肉收缩和紧张，持续约1~1.5分钟，其间患者无呼吸动作；此后抽搐停止，呼吸恢复，但患者仍昏迷，最后意识恢复，但易激惹、烦躁。

2. 诊断与鉴别诊断

子痫通常在子痫前期的基础上发生抽搐，但应与癫痫、脑炎、脑肿瘤、脑血管畸形破裂出血、糖尿病高渗性昏迷、低血糖昏迷相鉴别，通过询问病史及检查，一般不难鉴别。

3. 治疗

（1）一般急诊处理：子痫发作时须保持气道通畅，维持呼吸、循环功能稳定，密切观察生命体征，留置导尿管监测尿量等；避免声、光等刺激；预防坠地外伤、唇舌咬伤。

（2）控制抽搐：硫酸镁是治疗子痫及预防复发的首选药物。当患者存在硫酸镁应用禁忌或硫酸镁治疗无效时，可考虑应用地西泮、苯妥英钠或冬眠合剂控制抽搐。子痫患者产后须继续应用硫酸镁24~48小时。

（3）降低颅压：可以20%甘露醇250mL快速静脉滴注降低颅压。

（4）控制血压：脑血管意外是子痫患者死亡的最常见原因。当收缩压持续≥160mmHg，舒张压≥110mmHg时要积极降压以预防脑血管并发症。

（5）纠正缺氧和酸中毒：面罩和气囊吸氧，根据动脉血气pH、二氧化碳分压、碳酸氢根浓度等，给予适量4%碳酸氢钠纠正酸中毒。

（6）终止妊娠：一旦抽搐控制后即可考虑终止妊娠。

二、其他类型的高血压

除了妊娠期高血压、子痫前期-子痫，妊娠期高血压疾病还包括妊娠合并慢性高血压及慢性高血压并发子痫前期。在此主要阐述该两种高血压的评估和处理原则。

（一）妊娠合并慢性高血压

1. 评估与监测

慢性高血压患者发生胎盘早剥、胎儿生长受限等母儿风险增加，且13%~40%可能发展为慢性高血压并发子痫前期。因此，孕期应加强母儿监测和评估：

①对已知或疑有慢性高血压的孕妇进行初步评估。②若出现顽固性高血压、血钾水平<3.0mmol/L、血清肌酐水平>97.2μmol/L或有肾脏疾病家族史，建议转诊至高血压疾病专科门诊。③对于血压控制不佳者，应加强血压监测；对疑有“白大衣高血压”者，建议动态监测血压后再开始降压治疗。④监测胎儿生长发育和宫内状况，及时发现胎儿生长受限并进行临床干预。

2. 治疗

治疗目标主要是为了预防高血压对母儿带来的风险，尽可能延长妊娠时间。治疗原则为：①降压目标和降压药物的选择原则同子痫前期。②终止妊娠的时机取决于有无其他并发症，若无其他并发症，妊娠38~39周应终止妊娠。

（二）慢性高血压并发子痫前期

1. 评估与监测

慢性高血压容易并发子痫前期，同时给母儿带来更高的风险。因此，慢性高血压患者应严密监测是否并发重度子痫前期，一旦并发重度子痫前期则按照子痫前期进行管理，

2. 治疗

慢性高血压并发子痫前期的患者，母儿情况稳定，可在严密监测下期待至37周终止妊娠；若慢性高血压并发重度子痫前期，则按照前述的重度子痫前期的处理方案进行。

［附］HELLP综合征

HELLP综合征（hemolysis，elevated liver enzymes，and low platelet count syndrome，HELLP syndrome）以溶血、肝酶升高及血小板减少为特点，是子痫前期的严重并发症，常危及母儿生命。

1. 病因与发病机制

本病的主要病理改变与子痫前期相同，如血管痉挛、血管内皮损伤、血小板聚集与消耗、纤维蛋白沉积和终末器官缺血等，但发展为HELLP综合征的机制尚不清楚。

HELLP 综合征的发生可能与自身免疫机制有关，研究表明该病患者血中补体被激活，过敏毒素、C3a、C5a 及终末 C5b-9 补体复合物水平升高，可刺激巨噬细胞、白细胞及血小板合成血管活性物质，使血管痉挛性收缩，内皮细胞损伤引起血小板聚集、消耗，导致溶血、肝酶升高及血小板减少。

2. 对母儿的影响

（1）对母体的影响：HELLP 综合征孕妇可并发肺水肿、胎盘早剥、体腔积液、产后出血、弥散性血管内凝血（DIC）、肾衰竭、肝破裂等，剖宫产率高，死亡率明显增高。有资料表明，多器官功能衰竭及 DIC 是 HELLP 综合征患者最主要的死亡原因。

（2）对胎儿的影响：因胎盘供血、供氧不足，胎盘功能减退，导致胎儿生长受限、死胎、死产、早产。

3. 临床表现

常见主诉为右上腹或上腹部疼痛、恶心、呕吐、全身不适等非特异性症状，少数可有轻度黄疸，查体可发现右上腹或上腹肌紧张，体重骤增、水肿。如凝血功能障碍严重可出现血尿、消化道出血。

本病可发生于妊娠中期至产后数日的任何时间，70%以上发生于产前。

4. 诊断

本病表现多为非特异性症状，确诊主要依靠实验室检查，诊断指标如下。

（1）血管内溶血：外周血涂片中见破碎红细胞、球形红细胞等异形细胞。血清总胆红素≥20.5μmol/L，血清结合珠蛋白<250mg/L。

（2）肝酶升高：ALT≥40U/L 或 AST≥70U/L，LDH 水平升高。

（3）血小板减少：血小板计数$<100\times10^9/L$。

LDH 升高和血清结合珠蛋白降低是诊断 HELLP 综合征的敏感指标，常在血清未结合胆红素升高和血红蛋白降低前出现。

5. 鉴别诊断

HELLP 综合征应与血栓性血小板减少性紫癜、溶血性尿毒症综合征、妊娠期急性脂肪肝等鉴别（表 5-3）。

表 5-3　HELLP 综合征的鉴别诊断

	HELLP 综合征	血栓性血小板减少性紫癜	溶血性尿毒症综合征	妊娠期急性脂肪肝
主要损害器官	肝脏	神经系统	肾脏	肝脏
妊娠期	中、晚期	中期	产后	晚期
高血压、蛋白尿	有	无	无	无
血小板	减少	严重减少	减少	正常/减少
PT/APTT	正常	正常	正常	延长
血糖	正常	正常	正常	降低
纤维蛋白原	正常	正常	正常	减少
肌酐	正常或增高	显著增高	显著增高	显著增高
转氨酶	增高	正常	正常	增高
胆红素	增高	增高	增高	显著增高
血氨	正常	正常	正常	显著增高
贫血	无/轻度	无/轻度	严重	无

注：PT，凝血酶原时间；APTT，活化部分凝血活酶时间。

6. 治疗

HELLP 综合征患者应住院，并按照重度子痫前期治疗，在此基础上的其他治疗包括以下方面。

（1）糖皮质激素：血小板$<50\times10^9$/L 考虑糖皮质激素治疗，可能使血小板计数、乳酸脱氢酶、肝功能等各项参数改善，尿量增加，平均动脉压下降，并可促使胎儿肺成熟。妊娠期每 12 小时静脉滴注地塞米松 10mg，产后应继续使用 3 次，以免出现血小板再次降低、肝功恶化、少尿等。

（2）输注血小板：血小板$<50\times10^9$/L 且血小板数量迅速下降或存在凝血功能障碍时应考虑备血及血小板；血小板$<20\times10^9$/L 或剖宫产时或有出血时，应

输注浓缩血小板、新鲜冻干血浆。但预防性输注血小板并不能预防产后出血的发生。

(3) 产科处理：

1) 终止妊娠的时机：孕龄≥34 周或胎肺已成熟、胎儿窘迫、先兆肝破裂及病情恶化者，应立即终止妊娠；病情稳定、妊娠<34 周、胎肺不成熟及胎儿情况良好者，可延长 48 小时，以完成糖皮质激素促胎肺成熟，然后终止妊娠。

2) 分娩方式：HELLP 综合征不是剖宫产指征，但可酌情放宽剖宫产指征。

3) 麻醉选择：因血小板减少，有局部出血危险，禁忌阴部阻滞和硬膜外麻醉，阴道分娩宜采用局部浸润麻醉，剖宫产采用局部浸润麻醉或全身麻醉。

第三节　过期妊娠

平时月经周期规则，妊娠达到或超过 42 周（≥294 日）尚未分娩者，称为过期妊娠，其发生率占妊娠总数的 3%～15%。近年来由于对妊娠超过 41 周孕妇的积极处理，过期妊娠的发生率明显下降。

(一) 病理

1. 胎盘

过期妊娠的胎盘病理有两种类型：一种是胎盘功能正常，除重量略有增加外，胎盘外观和镜检均与足月妊娠胎盘相似；另一种是胎盘功能减退。

2. 羊水

正常妊娠 38 周后，羊水量随妊娠推延逐渐减少，妊娠 42 周后羊水迅速减少，约 30%减至 300mL 以下；羊水粪染率明显增高，是足月妊娠的2～3倍，若同时伴有羊水过少，羊水粪染率达 71%。

3. 胎儿

过期妊娠胎儿生长模式与胎盘功能有关，可分以下 3 种。

(1) 正常生长及巨大胎儿：胎盘功能正常者，能维持胎儿继续生长，约

25%成为巨大胎儿，其中 5.4%胎儿出生体重>4 500g。

（2）胎儿过熟综合征：过熟儿表现出过熟综合征的特征性外貌，与胎盘功能减退、胎盘血流灌注不足、胎儿缺氧及营养缺乏等有关。典型表现为皮肤干燥、松弛、起皱、脱皮，脱皮尤以手心和脚心明显；身体瘦长、胎脂消失、皮下脂肪减少，表现为消耗状；头发浓密，指（趾）甲长；新生儿睁眼、异常警觉和焦虑，容貌似“小老人”。因为羊水减少和胎粪排出，胎儿皮肤黄染，羊膜和脐带呈黄绿色。

（3）胎儿生长受限：胎儿生长受限可与过期妊娠共存，后者更增加胎儿的危险性，约 1/3 过期妊娠死产儿为生长受限胎儿。

（二）对母儿影响

1. 对围产儿影响

除上述胎儿过熟综合征外，胎儿窘迫、胎粪吸入综合征、新生儿窒息及巨大胎儿等围产儿发病率及死亡率均明显增高。

2. 对母体影响

产程延长和难产率增高，使手术产率及母体产伤明显增加。

（三）诊断

准确核实妊娠周数，判断胎儿安危状况是诊断的关键。

1. 核实妊娠周数

（1）病史。①以末次月经第 1 日计算：平时月经规则、周期为 28~30 日的孕妇停经≥42 周尚未分娩，可诊断为过期妊娠。若月经周期超过 30 日，应酌情顺延。②根据排卵日推算：月经不规则、哺乳期受孕或末次月经记不清的孕妇，可根据基础体温提示的排卵期推算预产期，若排卵后≥280 日仍未分娩者可诊断为过期妊娠。③根据性交日期推算预产期。④根据辅助生殖技术（如人工授精、体外受精-胚胎移植术）的日期推算预产期。

（2）临床表现：早孕反应开始出现时间、胎动开始出现时间以及早孕期妇科检查发现的子宫大小，均有助于推算妊娠周数。

（3）辅助检查：①根据超声检查确定妊娠周数，妊娠20周内，超声检查对确定妊娠周数有重要意义，早期妊娠以胎儿顶臀径（CRL）推算妊娠周数最为准确，中期妊娠则综合胎儿双顶径、腹围和股骨长度推算预产期较好。②根据妊娠早期血、尿HCG增高的时间推算妊娠周数。

2. 判断胎儿安危状况

（1）胎动情况：通过胎动自我监测，如胎动明显减少提示胎儿宫内缺氧。

（2）电子胎心监护：如无应激试验（NST）为无反应型须进一步做缩宫素激惹试验（OCT），若多次反复出现胎心晚期减速，提示胎盘功能减退，胎儿明显缺氧。出现胎心变异减速，常提示脐带受压，多与羊水过少有关。

（3）超声检查：观察胎动、胎儿肌张力、胎儿呼吸运动及羊水量。另外，多普勒脐动脉血流检查，有助于判断胎儿安危状况。

（四）治疗

妊娠40周以后胎盘功能逐渐下降，42周以后明显下降，因此，在妊娠41周以后，即应考虑终止妊娠，尽量避免过期妊娠。若妊娠41周后无任何并发症（妊娠期高血压疾病、妊娠期糖尿病、胎儿生长受限、羊水过少等），也可密切观察，继续等待。一旦妊娠过期，则应终止妊娠。终止妊娠的方式应根据胎儿安危状况、胎儿大小、宫颈成熟度综合分析，恰当选择。

1. 促宫颈成熟

在宫颈不成熟情况下直接引产，阴道分娩失败率较高，反而增加剖宫产率。评价宫颈成熟度的主要方法是Bishop评分。一般认为，Bishop评分≥7分者，可直接引产；Bishop评分<7分，引产前先促宫颈成熟。目前，常用的促宫颈成熟的方法主要有：PGE2阴道制剂和宫颈扩张球囊。

2. 引产术

宫颈已成熟即可行引产术，常用静脉滴注缩宫素，诱发宫缩直至临产。胎头已衔接者，通常先人工破膜，1~2小时后开始可滴注缩宫素引产。人工破膜既可诱发内源性前列腺素的释放，增加引产效果，又可观察羊水性状，排除胎儿窘迫。

3. 产程处理

进入产程后，应鼓励产妇左侧卧位、吸氧。产程中最好连续监测胎心，注意羊水性状，必要时取胎儿头皮血测 pH，及早发现胎儿窘迫，并及时处理。过期妊娠时，常伴有胎儿窘迫、羊水粪染，分娩时应做相应准备。若羊水胎粪污染严重且黏稠者，在胎儿娩出后应，立即在喉镜指引下行气管插管吸出气管内容物，以减少胎粪吸入综合征的发生。

4. 剖宫产术

过期妊娠时，胎盘功能减退，胎儿储备能力下降，须适当放宽剖宫产指征。

第六章

分娩并发症

在分娩过程中可出现一些严重威胁母婴生命安全的并发症如产后出血、羊水栓塞、子宫破裂等是导致孕产妇死亡的主要原因。

第一节　产后出血

产后出血（postpartum hemorrhage，PPH）指胎儿娩出后 24 小时内，阴道分娩者出血量≥500mL，剖宫产者≥1 000mL。产后出血是分娩严重并发症，是我国孕产妇死亡的首要原因。严重产后出血指胎儿娩出后 24 小时内出血量≥1 000mL；难治性产后出血指经过宫缩剂、持续性子宫按摩或按压等保守措施无法止血，需要外科手术、介入治疗甚至切除子宫的严重产后出血。国内外文献报道产后出血的发病率为5%～10%，但由于临床上估计的产后出血量往往比实际出血量低，因此产后出血的实际发病率更高。

一、病因

子宫收缩乏力、胎盘因素、软产道裂伤及凝血功能障碍是产后出血的主要原因，这些原因可共存、相互影响或互为因果。

1. 子宫收缩乏力

产后出血最常见的原因。胎儿娩出后，子宫肌纤维收缩和缩复使胎盘剥离面迅速缩小，血窦关闭，出血得到控制。任何影响子宫肌收缩和缩复功能的因素，均可引起子宫收缩乏力性出血。常见因素如下。

（1）全身因素：产妇精神过度紧张、对分娩恐惧、体质虚弱、高龄、肥胖或合并慢性全身性疾病等。

（2）产科因素：产程延长使体力消耗过多；前置胎盘、胎盘早剥、妊娠期高血压疾病、宫腔感染等。

（3）子宫因素：①子宫过度膨胀（如多胎妊娠、羊水过多、巨大胎儿）。②子宫肌壁损伤（剖宫产史、肌瘤剔除术后、产次过多等）。③子宫病变（子宫肌瘤、子宫畸形、子宫肌纤维变性等）。

（4）药物因素：临产后过多使用镇静剂、麻醉剂或子宫收缩抑制剂等。

2. 胎盘因素

（1）胎盘滞留：胎盘多在胎儿娩出后 15 分钟内娩出，若 30 分钟后仍不排出，将导致出血。常见原因：①膀胱充盈：使已剥离胎盘滞留宫腔。②胎盘嵌顿：宫颈内口肌纤维出现环形收缩，使已剥离的胎盘嵌顿于宫腔。③胎盘剥离不全。

（2）胎盘植入：根据侵入深度分为粘连性、植入性和穿透性胎盘植入。根据胎盘粘连或植入的面积分为部分性或完全性，部分性胎盘粘连或植入表现为胎盘部分剥离，部分未剥离，已剥离面血窦开放发生严重出血。完全性胎盘粘连与植入因胎盘未剥离而出血不多。胎盘植入可导致严重产后出血，甚至子宫破裂等，穿透性胎盘植入还可导致膀胱或直肠损伤。

（3）胎盘部分残留：指部分胎盘小叶、副胎盘或部分胎膜残留于宫腔，影响子宫收缩而出血。

3. 软产道裂伤

分娩过程中可能出现软产道裂伤而导致产后出血，软产道裂伤包括会阴、阴道和宫颈，严重裂伤者可达阴道穹隆、子宫下段甚至盆壁，导致腹膜后或阔韧带内血肿，甚至子宫破裂。导致软产道裂伤的原因有阴道手术助产、巨大胎儿分娩、急产、软产道静脉曲张、外阴水肿、软产道组织弹性差等。

4. 凝血功能障碍

任何原发或继发的凝血功能异常均能造成产后出血。原发性血小板减少、再生障碍性贫血、肝脏疾病等，因凝血功能障碍可引起手术创伤处及子宫剥离面出血。胎盘早剥、死胎、羊水栓塞、重度子痫前期等产科并发症，可引起弥散性血管内凝血（DIC），从而导致子宫大量出血。

二、临床表现

胎儿娩出后阴道流血，严重者出现失血性休克、严重贫血等相应症状。

1. 阴道流血

胎儿娩出后立即发生阴道流血，色鲜红，应考虑软产道裂伤；胎儿娩出后数分钟出现阴道流血，色暗红，应考虑胎盘因素；胎盘娩出后阴道流血较多，应考虑子宫收缩乏力或胎盘、胎膜残留；胎儿或胎盘娩出后阴道持续流血，且血液不凝，应考虑凝血功能障碍；失血导致的临床表现明显，伴阴道疼痛而阴道流血不多，应考虑隐匿性软产道损伤，如阴道血肿。

剖宫产时主要表现为胎儿胎盘娩出后胎盘剥离面的广泛出血，亦有子宫切口出血严重者。

2. 低血压症状

患者头晕，面色苍白，出现烦躁、皮肤湿冷、脉搏细数等。

三、诊断

诊断产后出血的关键在于对出血量有正确的测量和估计，错误地低估出血量将会丧失抢救时机。根据出血量明确诊断并判断原因，及早处理。

1. 估测失血量

有以下几种方法。

（1）称重法：失血量（mL）=［胎儿娩出后接血敷料湿重（g）-接血前敷料干重（g）］/1.05（血液比重 g/mL）。

（2）容积法：用产后接血容器收集血液后，放入量杯测量失血量。

（3）面积法：可按纱布血湿面积估计失血量。

（4）休克指数法（shock index，SI）：休克指数=脉率/收缩压（mmHg），当 SI=0.5，血容量正常；SI=1.0，失血量为 10%～30%（500～1 500mL）；SI=1.5，失血量为 30%～50%（1 500～2 500mL）；SI=2.0，失血量为 50%～70%（2 500～3 500mL）。

（5）血红蛋白测定：血红蛋白每下降 10g/L，失血量为 400～500mL。但是在产后出血的早期，由于血液浓缩，血红蛋白常无法准确反映实际的出血量。

2. 失血原因的诊断

根据阴道流血发生时间，出血量与胎儿、胎盘娩出之间的关系，能初步判断引起产后出血的原因。产后出血原因常互为因果。

（1）子宫收缩乏力：正常情况下胎盘娩出后，宫底平脐或脐下一横指，子宫收缩呈球状、质硬。子宫收缩乏力时，宫底升高，子宫质软、轮廓不清，阴道流血多。按摩子宫及应用缩宫剂后，子宫变硬，阴道流血减少或停止，可确诊为子宫收缩乏力。

（2）胎盘因素：胎儿娩出后胎盘未娩出，阴道大量流血，应考虑胎盘因素，胎盘部分剥离、嵌顿、胎盘部分粘连或植入、胎盘残留等是引起产后出血的常见原因。胎盘娩出后应常规检查胎盘及胎膜是否完整，确定有无残留。胎盘胎儿面如有断裂血管，应想到副胎盘残留的可能。徒手剥离胎盘时如发现胎盘与宫壁关系紧密，难以剥离，牵拉脐带时子宫壁与胎盘一起内陷，可能为胎盘植入，应立即停止剥离。

（3）软产道裂伤：疑有软产道裂伤时，应立即仔细检查宫颈、阴道及会阴处是否有裂伤。①宫颈裂伤：巨大儿、手术助产、臀牵引等分娩后，常规检查宫颈。裂伤常发生在宫颈3点与9点处，有时可上延至子宫下段、阴道穹隆。②阴道裂伤：检查者用中指、示指压迫会阴切口两侧，仔细查看会阴切口顶端及两侧有无损伤及损伤程度，有无活动性出血。若触及张力大，压痛明显，有波动感的肿物，且表面皮肤颜色有改变者为阴道壁血肿。③会阴裂伤：按损伤程度分为4度，Ⅰ度裂伤指会阴部皮肤及阴道入口黏膜撕裂，出血不多；Ⅱ度裂伤指裂伤已达会阴体筋膜及肌层，累及阴道后壁黏膜，向阴道后壁两侧沟延伸并向上撕裂，解剖结构不易辨认，出血较多；Ⅲ度裂伤指裂伤向会阴深部扩展，肛门外括约肌已断裂，直肠黏膜尚完整；Ⅳ度裂伤指肛门、直肠和阴道完全贯通，直肠肠腔外露，组织损伤严重。

（4）凝血功能障碍：主要因为失血过多引起继发性凝血功能障碍，表现为持续阴道流血，血液不凝；全身多部位出血、身体瘀斑。根据临床表现及血小板计数、纤维蛋白原、凝血酶原时间等凝血功能检测可作出诊断。

四、处理

处理原则：针对出血原因，迅速止血；补充血容量，纠正失血性休克；防止感染。

1. 一般处理

在寻找产后出血原因的同时需要进行一般处理。包括向有经验的助产士、产科医师、麻醉医师及重症医学医师等求助；交叉配血，通知检验科和血库做好准备；建立双静脉通道，积极补充血容量；保持气道通畅，必要时给氧；监测生命体征和出血量，留置尿管，记录尿量；进行基础的实验室检查（血常规、凝血功能及肝肾功等）并动态监测。

2. 针对产后出血原因的处理

（1）子宫收缩乏力：加强宫缩能迅速止血。导尿排空膀胱后可采用以下方法。

1）按摩或按压子宫。①腹壁按摩宫底：胎盘娩出后，术者一手的拇指在前、其余四指在后，在下腹部按摩并压迫宫底，挤出宫腔内积血，按摩子宫应均匀而有节律。若效果不佳，可选用腹部-阴道双手压迫子宫法。②腹部-阴道双手压迫子宫法：一手戴无菌手套伸入阴道，握拳置于阴道前穹隆，顶住子宫前壁，另一手在腹部按压子宫后壁，使宫体前屈，两手相对紧压并均匀有节律地按摩子宫或按压子宫。注意：按摩子宫一定要有效，评价有效的标准是子宫轮廓清楚、收缩有皱褶、阴道或子宫切口出血减少。按压时间以子宫恢复正常收缩并能保持收缩状态为止，按摩时配合使用宫缩剂（图 6-1）。

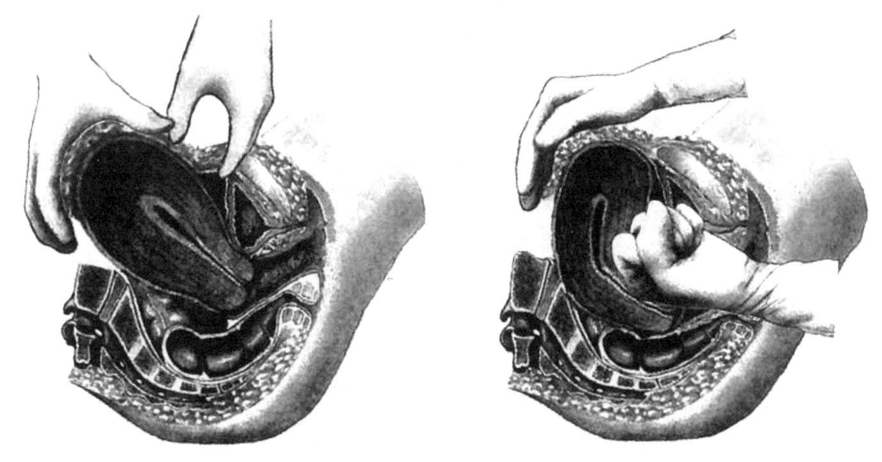

图 6-1　腹部子宫按摩法与腹部-阴道子宫按摩法

2）应用宫缩剂。①缩宫素：是预防和治疗产后出血的一线药物，治疗产后出血的方法为 10~20U 加入晶体液 500mL 中静脉滴注；也可缩宫素 10U 肌内注射或子宫肌层注射或宫颈注射，但 24 小时内总量应控制在 60U 内。卡贝缩宫素为长效缩宫素九肽类似物，100μg 缓慢静推或肌内注射，2 分钟起效，半衰期 1 小时。②麦角新碱：尽早加用马来酸麦角新碱 0. 2mg 直接肌内注射或静脉推注，每隔 2~4 小时可以重复给药。但禁用于妊娠期高血压疾病及其他心血管病变者。③前列腺素类药物：当缩宫素及麦角新碱无效或麦角禁用时加用，主要包括卡前列素氨丁三醇、米索前列醇和卡前列甲酯等，首选肌内注射。

3）宫腔填塞：包括宫腔纱条填塞（图 6-2）和宫腔球囊填塞（图 6-3）。阴道分娩后宜使用球囊填塞，剖宫产术中可选用球囊填塞或纱条填塞。宫腔填塞后应密切观察出血量、宫底高度及患者生命体征，动态监测血常规及凝血功能。填塞后 24~48 小时取出，注意预防感染。同时配合强有力宫缩剂，取出纱条或球囊时亦应使用麦角新碱、卡前列素氨丁三醇等强有力宫缩剂。

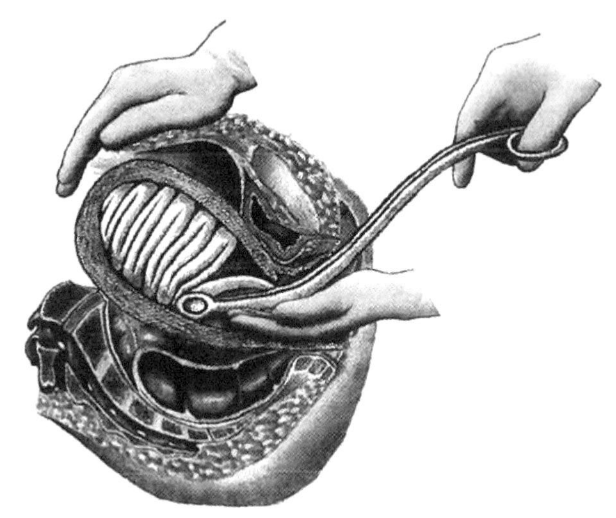

图 6-2　宫腔纱条填塞

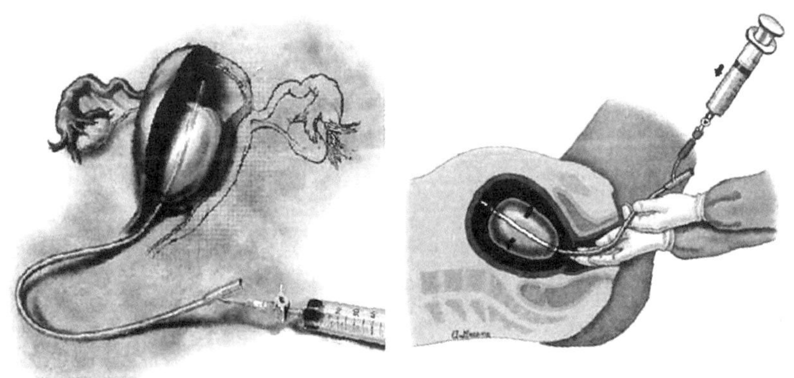

图 6-3　宫腔球囊填塞

4）子宫压缩缝合术：适用于经宫缩剂和按压子宫无效者，尤适用于宫缩乏力导致的产后出血。常用 B-Lynch 缝合法（图 6-4），近年来出现了多种改良的子宫缝合技术，如 Hayman 缝合术、Cho 缝合术及 Pereira 缝合术等，可根据不同的情况选择不同术式。

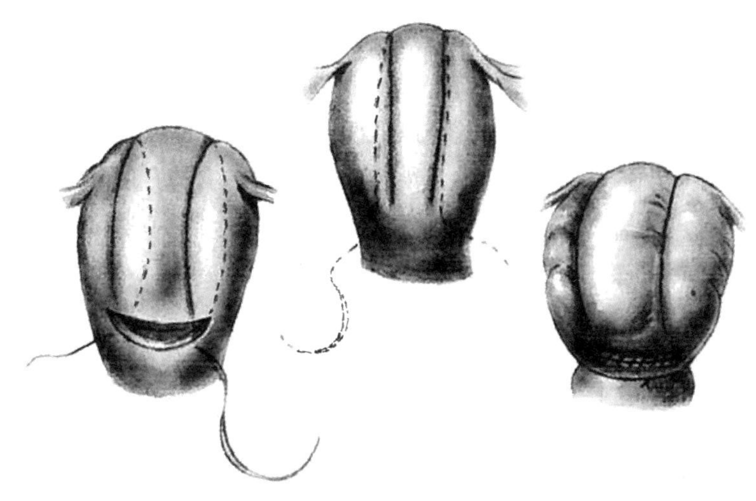

图 6-4 子宫压缩缝合法

5）结扎盆腔血管：以上治疗无效时，可行子宫动脉上、下行支结扎，必要时行髂内动脉结扎。

6）经导管动脉栓塞术（transcatheter arterial embolization，TAE）：此方法在有介入条件的医院使用，适用于保守治疗无效的难治性产后出血且患者生命体征平稳者。经股动脉穿刺插入导管至髂内动脉或子宫动脉，注入明胶海绵颗粒栓塞动脉。栓塞剂可于 2~3 周后吸收，血管复通。

7）切除子宫：经积极抢救无效，危及产妇生命时，应尽早行次全子宫切除或全子宫切除术，以挽救产妇生命。

（2）胎盘因素：胎儿娩出后，疑有胎盘滞留时，立即进行宫腔检查。若胎盘已剥离则应立即取出胎盘；若胎盘粘连，可试行徒手剥离胎盘后取出。若剥离困难疑有胎盘植入，停止剥离，根据患者出血情况及胎盘剥离面积行保守治疗或子宫切除术。

1）保守治疗：适应于孕产妇一般情况良好，无活动性出血；胎盘植入面积小、子宫收缩好、出血量少者。可采用局部切除、经导管动脉栓塞术、米非司酮、氨甲蝶呤等治疗。保守治疗过程中应用彩色多普勒超声监测胎盘周围血流变化、观察阴道流血量，若出血增多，应行清宫术，必要时行子宫切除术。

2）切除子宫：若有活动性出血、病情加重或恶化、穿透性胎盘植入时应切除子宫。完全性胎盘植入可无活动性出血或出血较少，此时切忌强行剥离胎盘而造成大量出血，可直接切除子宫。特别强调瘢痕子宫合并前置胎盘，尤其胎盘附着于子宫瘢痕时（即凶险性前置胎盘），临床处理较为棘手，必要时及时转诊至有条件的医院。

（3）软产道损伤：应彻底止血，缝合裂伤。宫颈裂伤<1cm 且无活动性出血不须缝合；若裂伤>1cm 且有活动性出血应缝合。缝合第一针应超过裂口顶端0.5cm，常用间断缝合；若裂伤累及子宫下段，可经腹修补，缝合时应避免损伤膀胱和输尿管。修补阴道和会阴裂伤时，需按解剖层次缝合各层，不留死腔，避免缝线穿透直肠黏膜。软产道血肿应切开血肿，清除积血，彻底止血、缝合，必要时可置橡皮片引流。

（4）凝血功能障碍：尽快补充凝血因子，并纠正休克。常用的血液制品包括新鲜冰冻血浆、冷沉淀、血小板等，以及纤维蛋白原或凝血酶原复合物、凝血因子等。若并发 DIC 应按 DIC 处理。

（5）失血性休克处理：

1）密切观察生命体征，保暖、吸氧、呼救，并做好记录。

2）及时快速补充血容量，有条件的医院应进行中心静脉压指导输血输液。

3）血压低时临时应用升压药物及肾上腺皮质激素，改善心、肾功能。

4）抢救过程中随时做血气检查，及时纠正酸中毒。

5）防治肾衰，如尿量少于 25mL/h，应积极快速补充液体，监测尿量。

6）保护心脏，出现心衰时应用强心药物同时加用利尿剂，如呋塞米 20～40mg 静脉滴注，必要时 4 小时后可重复使用。

（6）预防感染：通常给予大剂量广谱抗生素。

3. 产后出血的输血治疗

应结合临床实际情况掌握好输血指征，做到输血及时合理。血红蛋白<60g/L 几乎均需要输血，血红蛋白<70g/L 可考虑输血，若评估继续出血风险仍较大，可适当放宽输血指征。通常给予成分输血。①红细胞悬液。②凝血因子：包括新鲜冰冻血浆、冷沉淀、血小板和纤维蛋白原等。大量输血方案（massive transfusion protocol，MTP）：最常用的推荐方案为红细胞∶血浆∶血小板以 1∶1∶1 的比例输入（如 10U 红细胞悬液+1 000mL 新鲜冰冻血浆+1U 机采血小板）。有条件的医院可使用自体血液过滤后回输。

五、预防

1. 产前预防

加强围产保健，预防及治疗贫血，对有可能发生产后出血的高危人群进行一般转诊和紧急转诊。

2. 产时预防

密切观察产程进展，防止产程延长，正确处理第二产程，积极处理第三产程。

3. 产后预防

因产后出血多发生在产后 2 小时内，故胎盘娩出后，密切监测生命体征，包括血压、脉搏、阴道流血量、子宫高度、膀胱充盈情况，及早发现出血和休克。鼓励产妇排空膀胱，与新生儿早接触、早吸吮，以便能反射性引起子宫收缩，减少出血量。

第二节 羊水栓塞

羊水栓塞（amniotic fluid embolism，AFE）是由于羊水进入母体血液循环，而引起的肺动脉高压、低氧血症、循环衰竭、弥散性血管内凝血（DIC）以及多器官功能衰竭等一系列病理生理变化的过程。以起病急骤、病情凶险、难以预测、病死率高为临床特点，是极其严重的分娩并发症。发病率（1.9~7.7）/10万，死亡率19%~86%。

一、病因

高龄初产、经产妇、宫颈裂伤、子宫破裂、羊水过多、多胎妊娠、子宫收缩过强、急产、胎膜早破、前置胎盘、子宫破裂、剖宫产和刮宫术等可能是羊水栓塞的诱发因素。具体原因不明，可能与下列因素有关。

1. 羊膜腔内压力过高

临产后，特别是第二产程子宫收缩时羊膜腔内压力可高达100~175mmHg，当羊膜腔内压力明显超过静脉压时，羊水有可能被挤入破损的微血管而进入母体血液循环。

2. 血窦开放

分娩过程中各种原因引起的宫颈或宫体损伤、血窦破裂，羊水可通过破损血管或胎盘后血窦进入母体血液循环。

3. 胎膜破裂

大部分羊水栓塞发生在胎膜破裂以后，羊水可从子宫蜕膜或宫颈管破损的小血管进入母体血液循环。

二、病理生理

羊水成分进入母体血液循环是羊水栓塞发生的先决条件，可能发生的病理生理变化见图6-5。

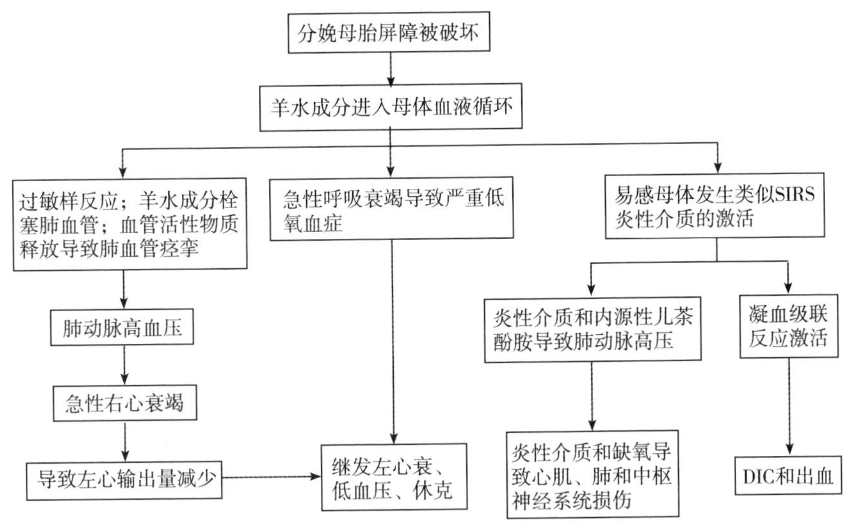

图 6-5 羊水栓塞可能的病理生理变化

1. 过敏样反应

羊水中的抗原成分可引起Ⅰ型变态反应。在此反应中肥大细胞脱颗粒、异常的花生四烯酸代谢产物包括白三烯、前列腺素、血栓素等进入母体血液循环，出现过敏样反应。

2. 肺动脉高压

羊水中的有形物质形成小栓子及其刺激肺组织产生和释放血管活性物质，使肺血管反射性痉挛，致使肺动脉高压，直接使右心负荷加重，导致急性右心扩张及充血性右心衰竭；又使左心房回心血量减少，左心排出量明显减少，引起周围血液循环衰竭，使血压下降产生一系列休克症状，产妇可因重要脏器缺血而突然死亡。

3. 炎症损伤

羊水栓塞所致的炎性介质系统的突然激活，引起类似于全身炎症反应综合征（systemic inflammatory response syndrome，SIRS）。

4. 弥散性血管内凝血（DIC）

是羊水栓塞的临床特点之一，甚至是唯一的临床表现，也常是最终死亡的主要原因。羊水中含大量促凝物质类似于组织凝血活酶，进入母血后易在血管内产生大量的微血栓，消耗大量凝血因子及纤维蛋白原；同时炎性介质和内源性儿茶酚胺大量释放，触发凝血级联反应，导致 DIC。

三、临床表现

羊水栓塞通常起病急骤，来势凶险。70% 发生在阴道分娩时，19% 发生在剖宫产时。大多发生在分娩前 2 小时至产后 30 分钟之间，极少发生在中孕引产、羊膜腔穿刺术中和外伤时。

1. 典型羊水栓塞

以骤然出现的低氧血症、低血压（血压与失血量不符合）和凝血功能障碍为特征，也称羊水栓塞三联征。

（1）前驱症状：30%～40% 的患者会出现非特异性的前驱症状，如呼吸急促、胸痛、憋气、寒战、呛咳、头晕、乏力、心慌、恶心、呕吐、麻木、针刺样感觉、焦虑、烦躁和濒死感、胎心减速、胎心基线变异消失等。重视前驱症状有助于及时识别羊水栓塞。

（2）心肺功能衰竭和休克：出现突发呼吸困难和（或）发绀、心动过速、低血压、抽搐、意识丧失或昏迷、突发血氧饱和度下降、心电图 ST 段改变及右心受损和肺底部湿啰音等。严重者，产妇于数分钟内猝死。

（3）凝血功能障碍：出现以子宫出血为主的全身出血倾向，如切口渗血、全身皮肤黏膜出血、针眼渗血、血尿、消化道大出血等。

（4）急性肾衰竭等脏器受损：全身脏器均可受损，除心肺功能衰竭及凝血功能障碍外，中枢神经系统和肾脏是最常见受损的器官。

羊水栓塞以上临床表现有时按顺序出现，有时也可不按顺序出现，表现具有多样性和复杂性。

2. 不典型羊水栓塞

有些羊水栓塞的临床表现并不典型，仅出现低血压、心律失常、呼吸短促、抽搐、急性胎儿窘迫、心脏骤停、产后出血、凝血功能障碍或典型羊水栓塞的前驱症状。当其他原因不能解释时，应考虑羊水栓塞。

四、诊断

羊水栓塞应基于临床表现和诱发因素进行诊断，是排除性诊断。目前尚无国际统一的羊水栓塞诊断标准和实验室诊断指标。常用的诊断依据如下。

1. 临床表现

出现以下表现之一：①血压骤降或心脏骤停。②急性缺氧如呼吸困难、发绀或呼吸停止。③凝血功能障碍或无法解释的严重出血。

2. 诱发因素

以上临床表现发生在阴道分娩、剖宫产、刮宫术或产后短时间内（多数发生在产后 30 分钟内）。

3. 以上临床表现不能用其他疾病来解释

羊水栓塞的诊断是临床诊断，母血涂片或器官病理检查找到羊水有形成分不是诊断羊水栓塞的必需依据，即使找到羊水有形成分，如果临床表现不支持，也不能诊断羊水栓塞；如果临床表现支持羊水栓塞的诊断，即使没有找到羊水有形成分，也应诊断羊水栓塞。

血常规、凝血功能、血气分析、心肌酶谱、心电图、X 线胸片、超声心动图、血栓弹力图、血流动力学监测等有助于羊水栓塞的诊断及病情监测。

五、鉴别诊断

应逐一排除导致心力衰竭、呼吸衰竭、循环衰竭的疾病包括肺栓塞、空气栓塞、心肌梗死、心律失常、围生期心肌病、主动脉夹层、脑血管意外、药物引发的过敏性反应、输血反应、麻醉并发症（全身麻醉或高位硬膜外麻醉）、子宫破裂、胎盘早剥、子痫等，特别要注意与产后出血量未准确评估的凝血功能障碍相鉴别。

六、处理

羊水栓塞的处理原则是维持生命体征和保护器官功能。

一旦怀疑羊水栓塞，立即按羊水栓塞急救流程实施抢救，分秒必争，推荐多学科密切协作以提高抢救成功率。处理主要采取支持性和对症性方法，各种手段应尽快和同时进行。

1. 增加氧合

应立即保持气道通畅，尽早实施面罩吸氧、气管插管或人工辅助呼吸，维持氧供以避免呼吸和心搏骤停。

2. 血流动力学支持

根据血流动力学状态，保证心排出量和血压稳定，避免过度输液。

（1）维持血流动力学稳定：羊水栓塞初始阶段表现为肺动脉高压和右心功能不全。多巴酚丁胺、磷酸二酯酶-5 抑制剂兼具强心和扩张肺动脉的作用，是治疗的首选药物。低血压时应予升压：多巴酚丁胺 5~10μg/（kg·min），静脉泵入；磷酸二酯酶-5 抑制剂首剂 25~75μg/kg 静脉推注，然后 1.2~3mg/h 泵入；去甲肾上腺素 0.01~0.11μg/（kg·min），静脉泵入。

（2）解除肺动脉高压：推荐使用磷酸二酯酶-5 抑制剂、一氧化氮（NO）及内皮素受体拮抗剂等特异性舒张肺血管平滑肌的药物。具体用法：前列环素 1~2ng/（kg·h），静脉泵入；西地那非口服，每次 20mg，每日 3 次。也可考虑给予盐酸罂粟碱、阿托品、氨茶碱、酚妥拉明等药物。

（3）液体管理：需注意管理液体出入量，避免左心衰和肺水肿。

3. 抗过敏

应用大剂量糖皮质激素尚存在争议。基于临床实践的经验，早期使用大剂量糖皮质激素或有价值。氢化可的松 100~200mg 加于 5%~10%葡萄糖注射液 50~100mL 快速静脉滴注，再用 300~800mg 加于 5%葡萄糖注射液 250~500mL 静脉滴注，每日剂量可达 500~1 000mg；或地塞米松 20mg 加于 25%葡萄糖注射液静脉推注后，再加 20mg 于5%～10%葡萄糖注射液中静脉滴注。

4. 纠正凝血功能障碍

包括：①应积极处理产后出血。②及时补充凝血因子包括输注大量的新鲜血、血浆、冷沉淀、纤维蛋白原等，必要时可静脉输注氨甲环酸。③肝素治疗羊水栓塞 DIC 的争议很大，由于 DIC 早期高凝状态难以把握，使用肝素治疗弊大于利，因此不推荐肝素治疗。

5. 全面监测

包括血压、呼吸、心率、血氧饱和度、心电图、中心静脉压、心排出量、动脉血气和凝血功能等。

6. 产科处理

羊水栓塞发生于分娩前时，应考虑立即终止妊娠，对心脏骤停者应实施心肺复苏，复苏后仍无自主心跳可考虑紧急实施剖宫产。出现凝血功能障碍时，应果断快速地实施子宫切除术。

7. 器官功能受损的对症支持治疗

包括神经系统保护、稳定血流动力学、血氧饱和度和血糖维持、肝脏功能的支持、血液透析的适时应用、积极防治感染、胃肠功能维护等。

七、预防

正确使用缩宫素，防止宫缩过强。人工破膜在宫缩间歇期进行。产程中避免产伤、子宫破裂、子宫颈裂伤等。

第三节　子宫破裂

子宫破裂指在妊娠晚期或分娩期子宫体部或子宫下段发生破裂，是直接危及产妇及胎儿生命的严重并发症。

一、病因

1. 子宫手术史（瘢痕子宫）

是近年来导致子宫破裂的常见原因，如剖宫产术、子宫肌瘤剔除术、宫角切除术、子宫成形术后形成瘢痕，在妊娠晚期或分娩期由于宫腔内压力增高可使瘢痕破裂。前次手术后伴感染、切口愈合不良或剖宫产后间隔时间过短而再次妊娠者，临产后发生子宫破裂的风险更高。

2. 胎先露部下降受阻

骨盆狭窄、头盆不称、软产道梗阻、胎位异常、巨大胎儿或胎儿畸形（如连体婴儿等）等均可导致胎先露部下降受阻，子宫下段过分伸展变薄发生子宫破裂。

3. 子宫收缩药物使用不当

胎儿娩出前缩宫素或其他宫缩剂的剂量、使用方法或应用指征不当，或孕妇对药物敏感性个体差异，导致子宫收缩过强所致。

4. 产科手术损伤

宫颈口未开全时行产钳助产、中-高位产钳牵引或臀牵引术等可造成宫颈裂伤延及子宫下段；毁胎术、穿颅术可因器械、胎儿骨片损伤子宫导致子宫破裂；肩先露行内转胎位术或强行剥离植入性胎盘或严重粘连胎盘，也可引起子宫破裂。

5. 其他

子宫发育异常或多次宫腔操作等，局部肌层菲薄导致子宫自发性破裂。

二、临床表现

子宫破裂多发生于分娩期，部分发生于妊娠晚期。按其破裂程度，分为完全性破裂和不完全性破裂。子宫破裂发生通常是渐进的，多数由先兆子宫破裂进展为子宫破裂。胎儿窘迫是最常见的临床表现，大多数子宫破裂有胎心异常。

子宫破裂常见的临床表现还包括电子胎心监护（EFM）异常、宫缩间歇仍有严重腹痛、阴道异常出血、血尿、宫缩消失、孕妇心动过速、低血压、晕厥或休克、胎先露异常、腹部轮廓改变等。

1. 先兆子宫破裂

常见于产程长、有梗阻性难产因素的产妇。表现为：①子宫呈强直性或痉挛性过强收缩，产妇烦躁不安，呼吸、心率加快，下腹剧痛难忍。②因胎先露部下降受阻，子宫收缩过强，子宫体部肌肉增厚变短，子宫下段肌肉变薄拉长，在两者间形成环状凹陷，称为病理缩复环。随着产程进展，可见该环逐渐上升平脐或脐上，压痛明显（图 6-6）。③膀胱受压充血，出现排尿困难及血尿。④因宫缩过强、过频，无法触清胎体，胎心率加快或减慢或听不清。

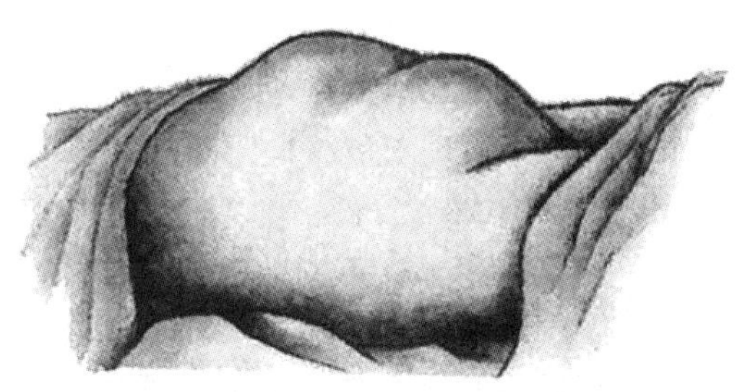

图 6-6 先兆子宫破裂时腹部外观

2. 子宫破裂

（1）不完全性子宫破裂：子宫肌层部分或全层破裂，但浆膜层完整，宫腔与腹腔不相通，胎儿及其附属物仍在宫腔内，称为不完全性子宫破裂。多见于子宫下段剖宫产切口瘢痕破裂，常缺乏先兆破裂症状，仅在不全破裂处有压痛，体征也不明显。若破裂口累及两侧子宫血管可导致急性大出血。若破裂发生在子宫侧壁阔韧带两叶之间，形成阔韧带内血肿，多有胎心率异常。

（2）完全性子宫破裂：子宫肌壁全层破裂，宫腔与腹腔相通，称为完全性子宫破裂。常发生于瞬间，产妇突感下腹一阵撕裂样剧痛，子宫收缩骤然停止。腹痛稍缓和后，因羊水、血液进入腹腔刺激腹膜，出现全腹持续性疼痛，并伴有低血容量休克的征象。全腹压痛明显、有反跳痛，腹壁下可清楚扪及胎体，子宫位于侧方，胎心胎动消失。阴道检查可有鲜血流出，胎先露部升高，开大的宫颈口缩小，若破口位置较低，部分产妇可扪及子宫下段裂口。上述表现可能继发于先兆子宫破裂的症状之后，但子宫体部瘢痕破裂多为完全性子宫破裂，常无先兆破裂的典型症状。穿透性胎盘植入者发生子宫破裂时，可表现为持续性腹痛，多伴有胎心率异常，易误诊为其他急腹症或先兆临产。

三、诊断

典型的子宫破裂根据病史、症状、体征，容易诊断。但若子宫切口瘢痕破裂，症状体征不明显，应结合前次剖宫产史、子宫下段压痛、胎心异常，胎先露部上升、宫颈口缩小等综合判断，超声检查能协助诊断。

四、鉴别诊断

1. 胎盘早剥

常伴有妊娠期高血压疾病史或外伤史，子宫硬如板状，胎位不清，阴道流血与贫血程度不成正比；超声检查常有胎盘后血肿或胎盘明显增厚，胎儿在子宫内。

2. 难产并发宫内感染

有产程长、多次阴道检查或胎膜早破等病史，患者表现为腹痛及子宫压痛，常有体温升高和血白细胞计数增多，阴道检查胎先露部无明显改变、宫颈口无回缩。超声提示胎儿位于宫腔内，子宫无缩小。

3. 妊娠临产合并急性胰腺炎

详见“急性胰腺炎”。

五、处理

1. 先兆子宫破裂

应立即抑制子宫收缩：肌内注射哌替啶 100mg，或静脉全身麻醉，尽快手术。

2. 子宫破裂

在抢救休克的同时，无论胎儿是否存活均应尽快手术治疗。

（1）子宫破口整齐、距破裂时间短、无明显感染者，可行破口修补术。子宫破口大、不整齐、有明显感染者，应行次全子宫切除术。破口大、裂伤累及宫颈者，应行全子宫切除术。

（2）手术前后足量足疗程使用广谱抗生素控制感染。

严重休克者应尽可能就地抢救，若必须转院，应输血、输液、抗休克后方可转送。

六、预防

（1）做好产前保健，有子宫破裂高危因素患者，提前入院待产。

（2）严密观察产程进展，警惕并尽早发现先兆子宫破裂征象并及时处理。

（3）严格掌握缩宫剂应用指征，应用缩宫素引产时，应有专人守护或监护，按规定稀释为小剂量静脉缓慢滴注，严防发生过强宫缩；应用前列腺素制剂引产应按指征进行，并严密观察。

（4）正确掌握产科手术助产的指征及操作常规，阴道助产术后应仔细检查宫颈及宫腔，及时发现损伤并给予修补。

第七章

宫腔镜诊疗技术

第一节　宫腔镜诊断

用宫腔镜直接检视宫腔内病变，定位取材，比传统的诊断性刮宫（diagnostic dilatation and curettage，D&C）、子宫输卵管碘油造影（hysterosalpingography，HSG）以及B超检查更要直观、准确、可靠，能减少漏诊，明显提高了诊断准确率，为诊断宫腔内病变的现代金标准。宫腔镜检查已成为一项新兴的、有价值的妇科诊断技术。微型器械与无创技术应用，使宫腔镜检查术由门诊走向了流动站。正像20世纪的D&C一样，宫腔镜检查已经可能成为21世纪的常规检查。

（一）适应证与禁忌证

1. 适应证

对疑有任何形式的宫腔内病变或需要对宫腔内病变做出诊断及治疗者，均为宫腔镜检查的适应证。

（1）异常子宫出血（abnormal uterine bleeding，AUB）：包括生育期、围绝经期及绝经后出现的异常出血。如月经过多、过频、经期延长、不规则出血以及绝经前、后子宫出血，是宫腔镜检查的主要适应证。

（2）异常宫腔内声像学所见：包括B超、HSG、CT、MRI、子宫声学造影（contrast echography in the uterus）、水超声（saline infusion，sonohy steroscopy SIS）、彩色多普勒超声（television color doppler，TVCD）等。

（3）不育症（不孕、习惯流产）：观察宫腔及输卵管开口的解剖学形态，是否存在子宫畸形、宫腔粘连、黏膜下肌瘤等。

（4）他莫昔芬或HRT等激素治疗引起的生理或特殊改变：由于药物的雌激素效应，长期服用后可导致子宫内膜增生、息肉形成，严重者甚至出现内膜癌变，需要宫腔镜进行评估。

（5）异常宫腔吸片细胞学或子宫内膜病理组织学检查所见。

（6）继发痛经：常为黏膜下肌瘤、内膜息肉或宫腔粘连等宫内异常所引起。

（7）复杂的宫腔操作术后：可发现和分离早期的粘连。

（8）子宫内膜癌的分期：观察有无侵犯宫颈管的黏膜面。

（9）子宫肌瘤：为多发性子宫肌瘤选择手术方式。

（10）检查宫内节育器：位置及有无嵌顿等。

（11）阴道异常排液：子宫内膜癌和输卵管癌有时以阴道异常排液就诊。

2. 禁忌证

（1）绝对禁忌证：无。

（2）相对禁忌证：①大量子宫出血。②妊娠。③慢性盆腔炎。

（二）宫腔镜检查时间的选择

除特殊情况外，一般在月经净后5天内为宜。对不规则出血的患者在止血后任何时间都可检查。对于不孕症患者一定要在无性生活的周期进行检查，避免已经妊娠或者医源性异位妊娠的发生。

（三）宫腔镜检查的麻醉及镇痛

为减少术中反应，可于术前给予止痛剂、镇静剂。宫颈管松弛、低压灌流及用软镜和微小管径硬镜者可不用麻醉。

（四）宫腔镜检查的操作方法及术后处理

1. 操作方法

（1）受术者于术前排空膀胱，内诊确定子宫的位置及大小。如须与 B 超联合检查，亦可保持膀胱适度充盈。

（2）取截石位，以 0.25%碘伏或 0.5%碘伏常规消毒外阴阴道，宫腔黏液多且不易去除者，可以 2ml 注射器吸出，以免妨碍宫腔镜的视野。

（3）置镜前务必排空注水管和鞘套与光学视管间的空气，液体膨宫的压力可达 13～15kPa，流速 200～300ml/min，膨宫压力为 50～100mmHg，为术野清晰，可瞬间达 120～150mmHg，如观察输卵管开口时，液体膨宫的流速为 200～400ml/min。

（4）对于无性生活或阴道狭窄者，可应用无创技术操作，包括不放窥器、不夹持宫颈、不扩张宫颈、不探宫腔及低压膨宫等。

1）纤维宫腔镜的操作法：拨动操纵杆使物镜端的镜头上下移动，在膨宫液的冲注引导与直视下从子宫颈外口插入纤维镜尖端，全面观察颈管、宫腔、两侧子宫角、两输卵管口、子宫底。检查完毕，在退出镜子时再度详细观察宫颈管，因此处难以膨胀，易出现诊断错误。

如将镜体向前推入宫腔遇阻时，可以加大膨宫液的压力，使纤维镜的尖端沿着水流方向推进，若还不成功，则用子宫探针探寻插入方向并稍微加以扩张。

2）硬性宫腔镜的操作法：现代硬性宫腔镜的光学视管均为 12°～30°的斜视镜片，故镜体由宫颈推入时，须一边转动，一边观察，观察顺序与纤维镜同。

外鞘径线较大，除长期子宫出血或宫腔内有较大的占位病变，其宫颈管较松弛者外，常须做宫颈扩张及麻醉，仍可用无创技术。

2. 术后处理

检查时，患者可诉下腹隐痛，如用 CO_2 膨宫，能产生轻微肩痛，大多于 1 小时后缓解。术后数日可有微热，术后 1 周内少量出血。故术后禁止性生活两周，必要时给抗生素预防感染，并针对原发病进行处理。

(五)正常宫腔镜检查所见

1. 子宫颈管

为圆形或椭圆形的管筒，其形状可随膨宫程度变化，黏膜淡红、泛白或红色，纵横皱褶较多，明显异于子宫腔内膜，偶见典型的中隔状皱襞。子宫颈内口多呈圆形或椭圆形，边缘整齐、平滑，偶有轻度不规则者。明显前屈或后屈者，内口偏向前后侧。宫颈管黏膜较子宫腔的黏膜略显苍白。

2. 子宫腔

膨宫良好时子宫底被展平，但有时略呈弧形，向腔内凸出，使两侧角显得较深，子宫内膜的色泽、厚度、皱褶等均随着月经周期变化而略有不同。

3. 子宫内膜

其形态随患者年龄及月经周期变化而不同。

(1) 修复期子宫内膜：厚0.5~0.9mm 内膜平滑，呈黄红色，血管纹极少，可有散在的出血斑，腺管开口不明显。

(2) 增生早、中期子宫内膜：厚2~5mm，内膜渐变成赤红色，皱褶增多，凹凸不平，腺管开口较清晰，均等分布，呈草莓状。

(3) 增生晚期和分泌早期子宫内膜：内膜肥厚水肿，呈淡黄红色、半透明息肉状突起，可透见上皮下血管、腺开口变得不清楚，波浪状起伏，腺管开口凹陷尤为明显。

(4) 分泌期子宫内膜：内膜肥厚到7~8mm，起伏不平，间质水肿，内膜呈黄白色或黄红色半透明的半球形或息肉样突起，毛细血管网清晰，白色点状的腺开口变不明显。

(5) 月经前期子宫内膜：内膜间质水肿消退，内膜重趋变薄，表面细微皱襞增多，可伴有散在红色斑块的内膜下小血肿。

(6) 月经期子宫内膜：子宫内膜剥脱，伴有点状出血斑和苔样苍白的剥离面，可见毛糙的血管及腺体残端。

(7) 绝经期子宫内膜：呈萎缩状，内膜变薄、平滑、黄白色不透明，常可见到溢血斑。

4. 子宫角和输卵管口

子宫角在宫腔尚未展开时呈较深且暗的漏斗状，完全展开后于其顶端或顶端内侧可见输卵管口。

5. 宫腔内其他所见

（1）出血：血片、血丝和血块可附着在子宫内膜表面或悬浮于宫腔内，色泽因出血时间长短而异。

（2）黏液：呈白色絮状，随膨宫液飘动、变形。

（3）内膜碎片：可附着于子宫壁或垂落于宫腔内。

（4）气泡：呈微泡聚集于子宫前壁或底部。

（六）异常宫腔镜检查所见

1. 黏膜下肌瘤

外观呈圆形或椭圆形，表面白色平滑，且有光泽，可见到较粗的树枝状血管或走行规则的血管网。注意观察肌瘤根蒂部的粗细及肌瘤向宫腔内突出程度。

2. 宫腔粘连

一般在宫腔的中央或边缘部较多。可分内膜性粘连、纤维肌性粘连和结缔组织性粘连3种。内膜性粘连的表面与周围的子宫内膜外观相似，用宫腔镜容易分离开。纤维肌性粘连呈淡红色或黄白色，呈网格或壁架状，有子宫内膜覆盖，因此表面光滑，质地坚韧，不易分离。结缔组织性粘连是一种瘢痕组织，表面呈灰白色，无子宫内膜覆盖，较粗糙。

3. 宫腔内解剖结构和形态异常

异常形态子宫包括双子宫、单角子宫、双角子宫、鞍状子宫、中隔子宫、幼稚子宫、T形子宫等。子宫中隔按照中隔的长度可分为达到子宫颈外口的完全中隔和未达到子宫颈外口的不完全中隔两种。不完全中隔宫腔镜检查时可在子宫腔的中央见到中隔壁及两个长圆筒状对称的子宫腔，而且这两个子宫腔都以输卵管口为顶点。中隔长度是以两侧输卵管口的连接线为底线，测定中隔的突出部分，长度在 1.5cm 以内时称为弓状子宫，长度在 1.5cm 以上才称作中隔子宫。完全中隔在子宫颈内口下方，中隔较薄处，发生左右宫腔交通，宫腔镜下好像不完全中隔，但可发现宫颈管的中隔。

4. 宫腔内异物

有宫内节育器（intrauterine device，IUD），断裂的宫颈扩张棒，剖宫产时遗留的丝线或残留的胎骨、胚物等。

5. 子宫内膜息肉

是从子宫内膜表面突出的良性结节，由内膜、腺体及其间质组成，一般含有一些纤维性组织，外表呈现细长的圆锥形或卵圆形。

6. 子宫内膜增生

指无异型细胞的子宫内膜腺体过度增生。

（1）单纯增生：通常有腺体扩张及内膜间质的增生，而呈现轻度的不规则形态。在宫腔镜下可见到多发性小的息肉或单发性比较大的息肉，也可呈现苔状的隆起。表面平滑不透明，有时可见到小圆形透亮的囊胞。

（2）复合增生：有明显的腺体增生，腺管的极性消失，排列不规则。外观呈现黄白色或红色不透明的息肉状或苔状突起，表面可见到异型血管及大小不等、分布不均的腺管开口。

7. 子宫内膜不典型增生

指包含有异型细胞的子宫内膜腺体过度增生。在宫腔镜下可见到息肉状或苔状的突起，表面不透明，呈黄白色或灰白色，有异型血管。

8. 子宫内膜癌

依病变形态和范围可分为局限型和弥漫型。宫腔镜下所见有乳头状隆起，结节状隆起及息肉状隆起 3 种，3 种病变可单独出现，也可以混合形态出现。当病变发展时癌灶可由局限型蔓延成弥漫型，且可发生广泛的坏死、发炎及溃疡。

9. 宫腔炎症

（1）急性子宫内膜炎：属宫腔镜检查的禁忌证，镜下可见黏膜出血水肿，被覆异常黏液。

（2）慢性非特异性子宫内膜炎：多见于绝经后妇女，内膜充血呈绛红或火红色。似“草莓”样，中间有小白点。上皮下血管网密集增多，表面有轻微皱褶。

（3）子宫积脓：子宫腔表面覆盖一层稠厚，棕黄或黄绿色的脓痂，洗去后可显露其下的表面粗糙、颗粒状暗红或棕红色发炎的内膜。

（4）子宫内膜结核：宫腔狭窄，不规则，腔内充满黄白色或灰黄色杂乱、质脆的息肉状赘生物，双侧子宫角被封闭。

（5）肉芽肿性子宫内膜炎：为宫腔镜电切术后的肉芽肿样反应。

（6）子宫腺肌病：宫腔黏膜面可见到腺管开口或隐藏在黏膜下的紫蓝色点。

（七）宫腔镜检查后取内膜作组织病理学检查的原则

目前趋于遵循以下原则：

（1）正常宫腔所见，尤其绝经妇女，可不取材送检。

（2）一般病变，可吸宫或随机刮取内膜送检。

（3）明显的局灶病变，应镜下活检或定位取材送检。

（4）明显的弥漫性病变，用环形电极切除全部内膜的功能层送检。

（八）宫腔镜B超联合检查

将宫腔镜和B超两项先进诊断技术联合应用，改变了宫腔镜单纯诊断宫内病变，B超单纯诊断宫壁内外病变的限制，克服了单纯宫腔镜检查不了解黏膜下肌瘤与子宫肌壁间关系，单纯B超不能发现<1mm的宫内占位性病变，不能为黏膜下肌瘤定位等缺点。宫腔镜B超联合检查扩大了宫腔镜和B超检查的适应证，为迅速而准确地诊断妇科疾患开辟了新途径。

1. 宫腔镜 B 超联合检查的适应证

(1) 凡有宫腔镜检查指征者。

(2) 盆腔包块，欲了解其与子宫的关系者。

(3) 决定子宫肌瘤的手术方式。

2. 宫腔镜 B 超联合检查方法

(1) 适度充盈膀胱，至可显露宫底。

(2) 于宫腔镜检查开始前，先做二维超声，探查子宫位置、大小、子宫壁厚度、宫腔线位置、黏膜厚度、宫底有无凹陷，宫体有无畸形、有无子宫肌瘤、肌瘤的数目、位置和大小及附件情况等。

(3) 宫腔镜在 B 超引导下顺宫腔方向置入镜体。在宫腔镜检视宫腔情况的同时，用 B 超探头在耻骨联合上方做横向扫查与纵向扫查，以宫内的膨宫液和镜体为参照物，进行全方位的观察。输卵管通畅者，有时可看到水流自输卵管通过或自伞端溢出的图像。镜体后退时，注意膨宫前后的声像图变化，宫壁有无膨宫液渗入等。

3. 宫腔镜 B 超联合检查诊断宫内病变

联合检查时，利用宫腔镜与 B 超的对照观察，在二维声像图上，可以显示子宫内膜息肉呈现为多个或单个自内膜突入宫腔的息肉样结构，而子宫内膜增生样病变则表现为子宫内膜的局限性或弥漫性增厚。联合检查不仅为临床医生多方位观察宫腔内病变提供了条件，同时也完善了宫内病变的超声诊断。

中隔畸形中不全中隔的诊断单纯 B 超或单纯宫腔镜检查诊断率均不高。联合检查时从 B 超图像上观察宫底部有无中隔及其长短、宽度等。非典型的不全中隔在镜下仅可见两侧宫角深，B 超图像上看不到明确的中隔而显示为宫底部宫壁厚且内突。此时借助膨宫液的对比，在 B 超图像上准确测量子宫底与前后壁厚度之差及子宫底与宫角深度之差，以判断有无不全中隔畸形。同时观察子宫底外形有无凹陷，以除外鞍状子宫及双角子宫，从而准确提示子宫不全中隔的诊断。

宫腔粘连导致宫腔积血单纯宫腔镜检查仅能判断有无宫腔粘连，但看不到粘连水平以上子宫腔内的情况。联合检查可以同时观察到因粘连造成的宫内积血的部位、范围及单房或多房，同时引导宫腔镜进入宫腔并排出积血，弥补了单纯宫腔镜检查的不足。

IUD 段片残留用宫腔镜检查仅能提示 IUD 是否在宫腔内。当 IUD 段片嵌入宫壁被内膜覆盖，则宫腔镜难以窥见，应用联合检查得以精确定位。宫腔镜可检出胎骨残留，但残留胎骨与宫腔的关系则不易判断，联合检查准确提示残留胎骨长轴与宫腔长轴的关系，为残留胎骨的取出提供可靠的信息。

4. 宫腔镜 B 超联合检查诊断宫壁和宫外病变

联合检查时，膨宫液形成的透声窗与膀胱形成的透声窗共同作用，使介入性超声清楚显示子宫轮廓，结合宫腔镜所见提示壁间肌瘤位置、大小及内突程度，为进一步手术提供依据。

不典型的子宫腺肌病，单纯 B 超检查很难做出诊断，单纯宫腔镜检查更观察不到子宫壁的病变，联合检查时，当子宫腺肌病的异位腺体开口于宫腔，膨宫液进入宫壁，在声像图上显示为病变部位呈不均质的云雾状强回声，提示子宫腺肌病。在子宫无明显增大，无典型 B 超声像图所见的子宫腺肌病病例中，联合检查不失为一种诊断方法。

子宫浆膜下肌瘤和附件肿物，单纯用宫腔镜检查不能做出诊断，单纯 B 超和联合检查的诊断准确率相似，但对有宫腔镜检查适应证者进行联合检查除有助于宫内病变的诊断外，同时了解宫壁和宫外病变，对全面分析病情，选择治疗方案很有帮助。

5. 对联合检查的评价

宫腔镜是一项用于诊治宫内疾病的先进技术，但有局限性，唯有病变在宫腔中显露或改变宫腔形态时，才能为宫腔镜所发现。B 超借助膀胱透声窗显示盆腔及子宫病变。亦有其局限性，不能显示宫腔内微小病变，不能区别子宫占位性病变的性质。将宫腔镜和 B 超两项先进诊断技术联合应用优点如下：

（1）诊断准确率高：弥补了单纯宫腔镜检查不了宫壁及宫外异常及单纯B超不能清楚显示宫腔病变的不足，可弄清病因，快速而准确地诊断子宫内外与盆腔疾病，为选择手术方式提供了重要依据。

（2）提高了宫腔内操作的成功率：联合检查时对宫腔镜的置入有导向作用，可防止子宫穿孔，对宫内异物取出、撤空宫腔积血有监导作用，使操作得以完全进行，减少盲目操作给患者带来的痛苦和损失。

（3）增加了妇科医生全面了解病情的能力：联合检查使妇科医生涉足超声领域，掌握妇科辅助诊断的多种技能，有利于对病情的全面了解和正确诊断。

（九）宫腔镜诊断的评价

由于宫腔镜能直接检视子宫内景，对大多数子宫内疾病可迅速做出精确的诊断。有人估计对有指征的患者作宫腔镜检查，可使经其他传统方法检出的子宫内异常率从28.9%提高到70%，其中不少患者经宫腔镜检查发现的异常，如果应用其他传统方法则无法诊断。

1. 宫腔镜与HSG比较

造影时宫腔内的小血块、黏液、内膜碎片以及造影剂不足等，均可造成X线的假阳性征象。此外技术操作因素、造影剂的选择及读片解释差异皆可引起误诊。据统计，HSG发现异常者仅43%～68%得到宫腔镜证实。因宫腔镜仅能窥视子宫内表面，不能了解子宫壁和输卵管内情况，故宫腔镜检查不能完全代替HSG。

2. 宫腔镜与D&C比较

D&C为盲视手术，仅凭术者的感觉和经验进行，易发生漏诊，如宫腔内病变中，特别是质地柔软的息肉，常刮不到，局限性病灶不能定位，可能遗漏。曾有统计报道即使有经验的妇科医生，刮宫后内膜残留率亦高达20%～25%，宫腔镜检查则可以弥补诊刮之不足。Gebauer等报告83例PMB（40例）、超声提示子宫内膜异常（37例）和两者兼有（3例）的宫腔镜检查和单纯刮宫的结果。宫腔镜检查发现子宫内膜息肉 51 例，而单纯刮宫仅发现 22 例（43%）。Epstein 等研究 TVS 内膜厚≥5mm 的绝经妇女，宫腔镜手术或子宫切除发现 80%有宫腔内病变，其中 98%宫腔镜见占位病变，87%的占位病变 D&C 部分或全部未刮到，D&C 漏诊 58%的内膜息肉，50%的子宫内膜过度增生，60%的复杂和非典型增生，11%的子宫内膜癌。Brooks 报道扩刮术诊断子宫出血有 10%~15%的假阴性，以黏膜下肌瘤的漏诊率为高，我国罗氏资料刮宫时约有 35%的区域根本未被触到，故认为在内镜时代，扩刮术将不再起重要作用，Seamark 甚至宣布了它的死亡，在西方发达国家宫腔镜检查已有取代盲目诊断刮宫的趋势。但也应认识到宫腔镜不是全能的，单纯宫腔镜检查也有漏诊，如受激素影响的内膜及非典型增生的内膜，可能由于这些变化尚未引起达到肉眼可辨认的程度。因此，宫腔镜必须结合病理检查才能使诊断更加完善。

3. 宫腔镜与 B 超检查比较

B 超提示子宫肌瘤时，如宫腔线不明显，则难以确定属黏膜下型或壁间型肌瘤，并难以定位为何壁何侧；宫腔线明显增厚时，不能排除子宫内膜息肉，宫腔镜检查则可一目了然地解决上述问题。Granberg 认为阴道超声检查是诊断子宫内膜及子宫内异常的有效方法，可作为评估异常子宫出血患者的常规第一步检查，对于超声图像异常或不能确定时，或超声图像正常而患者持续有症状时，必须应用宫腔镜检查，同时进一步行镜下活检，以排除或显示病理情况。Paschopoulos 等比较宫腔镜与 TVS 诊断 AUB 妇女宫内病变的准确性。397 例经组织学结果对照。宫腔镜的敏感度，特异性，阳性预测值和阴性预测值各为 92%、95%、18.4 和 0.08，TVS 为 67%、87%、5.15 和 0.38，因此认为宫腔镜发现腔内病变比 TVS 快速，耐受性好，更为准确。

4. 宫腔镜与 TVCD 比较

Bidzinski 等研究 33 例子宫内膜癌单纯放射治疗彩色多普勒和宫腔镜判断子宫内膜的用途。宫腔镜高度有用，敏感度 69%，特异性 91%。CDF 敏感度 69%，特异性 75%。子宫内膜缺乏血流信号与无子宫恶性病理相关。CDF 的脉搏指数和阻抗指数与子宫内膜的组织学状态无关。

5. 宫腔镜与 SHSG（子宫声学造影）比较

Descargues 等比较 SHSG 和宫腔检查 AUB 的结果，SHSG 的阳性预测值为 89%，阴性预测值为 99%，但有 13%宫颈插管困难，使其使用受限。Krample 等研究 88 例 TVS 及 SHSG 检查和宫腔镜及组织活检诊断 AUB 的准确性，结果宫腔镜及组织活检的宫腔内病变检出率为 100%，SHSG 为 94. 1%，而 TVS 只有 23. 5%，SHSG 的宫腔内病变检出率为 94. 1%，TVS 只有 23. 5%；大约 75%的子宫内膜增生没有哪种方法能够准确诊断，即使 TVS 和 SHSG 探及的内膜病变也须在宫腔镜下直接活检。

6. 宫腔镜与 MRI 比较

Dueholm 等的研究结果提示在排除宫腔异常方面 MRI 和宫腔镜的有效性相等，略高于 TVS。MRI 和 TVS 易漏诊子宫内膜异常，为宫腔镜所不及。Dykes 等报告 MRI 诊断严重宫腔粘连与宫腔镜的发现相同。

7. 无创技术操作

包括不放窥器、不夹持宫颈、不扩张宫颈，不探宫腔及低压膨宫等，现将此技术称为阴道内镜（vaginoscopy）、非接触宫腔镜（no touch technique）。用于有异常排液、出血，或疑有阴道异物的幼女，检查阴道、宫颈管和宫腔，有可能不损伤处女膜。

第二节 宫腔镜子宫内膜切除术

子宫内膜切除术（TCRE）是应用高频电通过宫腔电切镜的单极环形电极系统切除子宫内膜的功能层、基底层及其下方 2~3mm 的肌肉组织，子宫内膜去除术是应用高频电通过宫腔电切镜的单极滚球或汽化电极电灼或汽化子宫内膜组织，术后子宫内膜不能再生，月经量减少或无月经，是 AUB 的首选外科治疗方法。

（一）手术适应证和禁忌证

TCRE 术的主要适应证为 AUB，一般将无排卵的 AUB 称为 DUB，简称功血，有排卵的 AUB 称为月经频多（menometrorrhagia），后者又可分为月经频多（menorrhagia）和子宫出血（metrorrhagia），前者指有排卵妇女的月经期大量出血，后者指在排卵周期中的不规则出血。月经频多最常见的原因是子宫肌瘤、子宫内膜息肉和子宫腺肌病，此外，还有带不含孕酮的 IUD、甲状腺功能减退、原发性月经过多、血液病及其他严重内科疾患，如肾衰竭、肝功能衰竭、白血病及药物影响所致的月经频多等。任何造成有正常雌激素分泌而无排卵的原因均可导致子宫内膜增生，表现为 DUB，除月经初潮后及围绝经期一年以内属生理性以外，其余均应视为病理性改变。HEAL 术在破坏子宫内膜的同时，还可去除内膜息肉及聚集的小黏膜下肌瘤等。EA 术仅能去除内膜，但若用汽化电极，则可去除并存的内膜息肉及小的肌瘤。TCRE 术适应证的演变过程可分为四个阶段。第一阶段：1987 年 De Cherney 将该术用于久治不愈或难以控制的出血又不愿切除子宫者及患有严重内科病，不能耐受子宫切除的妇女。第二阶段：由于此术有肯定的止血效果，1989 年 Magos 将此术扩大到自愿接受手术的月经频多患者，并可同时切除子宫小于等于 8 周妊娠、直径小于等于 3cm 的黏膜下肌瘤。第三阶段：1990 年 Shar 报道用于绝育，Gany 为并无 AUB 的妇女切除部分子宫内膜，意在减少生理性失血，使月经“正常化”。第四阶段：由于手术技术的娴熟、器械的进步和设备的完善，1991 年 Magos 提出手术指征可扩展到子宫小于等于 12 周妊娠，宫腔小于等于 14cm，黏膜下肌瘤的大小和位置不限。一般情况下可掌握以下标准。

1. 适应证

（1）久治无效的异常子宫出血，排除恶性疾患。

（2）子宫小于等于 9 周妊娠大小，宫腔小于等于 12cm。

（3）黏膜下肌瘤小于等于 5cm。

（4）无生育要求。

2. 禁忌证

（1）宫颈瘢痕，不能充分扩张者。

（2）子宫屈度过大，宫腔镜不能进入宫底者。

（3）生殖道感染的急性期。

（4）心、肝、肾衰竭的急性期。

（5）对本术旨在解除症状，而非根治措施无良好心理承受力者。

近来 Neis 和 Brandner 指出凡有痛经同时子宫大于 10 周妊娠者，高度怀疑子宫腺肌病，因其增加失败率，应属 TCRE 术的相对禁忌证。

（二）术前准备

1. 详细询问病史

（1）年龄：大多数功血及子宫肌瘤患者年龄超过 40 岁，这些患者是 TCRE 术的选择对象。较年轻的妇女应先行性激素周期治疗，原因有三：①功血常为暂时的内分泌失调，可能自愈。②以后的生育问题。③复发率高。但如有以下情况，可考虑此术，即对药物无反应或不良反应太大，已经绝育或出血十分严重，以致明显影响家庭生活和工作者。对年轻女孩，TCRE 是子宫切除的唯一替代方法，尤其是血液病患者。对接近绝经期的妇女必须慎加选择，因其可能避免任何外科手术。因此，所有围绝经期患者必须检查 LH/FSH 和雌激素水平，以提示恰当的治疗。绝经后妇女用激素替代疗法时，大多数规律的撤退出血为周期性，且血量极少，如血量过多，亦可考虑此术，但应除外子宫内膜非典型增生或恶性疾病。

（2）产次：多数 TCRE 术患者已有子女，未产妇的宫颈长而硬，术时宫颈口至少扩张到 Hegar 10 号，以置入电切镜，术前宫颈插入扩张棒或前列腺素等可使宫颈软化。

（3）手术的适应性：TCRE 术所需时间较子宫切除短，对有并发症者此术更具优越性，手术可在局部麻醉加强化下进行，但截石位对并发严重的呼吸道疾患者仍有困难，对支气管炎、肺气肿、冠状动脉硬化性心脏病、高血压（尤其心脏扩大者）、胰岛素依赖型糖尿病和慢性肾脏疾患伴肾功能受损者也存在同样问题。病理性肥胖可引起麻醉和手术并发症。对一般肥胖妇女，TCRE 术比子宫切除更适合，因后者的并发症更严重。肥胖患者的主要问题是子宫大小和盆腔病变不易查出，因灌流液回吸收过多引起循环系统的并发症应尽量避免。因此，必须精心测定入水量和出水量，即使灌流液入量和出量的差值（简称差值）很小，也应提醒术者，必要时终止手术。

（4）生育：成功的 TCRE 术可导致无月经和不育，此结果老年妇女完全能够接受，对年轻妇女则须仔细讲解，使其充分了解附带的不育后果。异位妊娠的可能性仍存在。与之相反，术后有周期性出血者，不管量有多少，均有妊娠的危险。如果胚胎种植在残存的内膜岛上，妊娠有可能持续到足月，胎盘发生病理性粘连，甚至植入，导致第三产程处理困难。此类患者应采取适当的避孕措施。TCRE 术同时腹腔镜绝育可能更为合适，同时还能防止灌流液进入腹腔。

（5）出血：术前考虑是否适合手术，失血量是关键，但准确测量十分困难，因为仅凭主观估计，每月又可不同。一般认为有以下情况者显然是月经过多，即有血块或经血涌出，会阴垫吸收不住，每一小时即须换会阴垫，经期因失血致心慌、气短或经后疲倦、乏力及低血红蛋白小细胞性贫血者。有周期的月经频多对 TCRE 术反应良好，若为月经中期、经前、经后出血或淋漓不净，则应仔细检查，除外子宫内膜增生或内膜息肉。

（6）疼痛：大量出血常伴有子宫排出血块引起的严重绞痛，疼痛常局限在下腹部、耻骨上和大腿上部，一般均为双侧，极少单侧，罕见引起下腰痛者。血块通过宫颈管时疼痛达到高潮。此绞痛无法与黏膜下肌瘤或子宫内膜息肉引起的疼痛相鉴别。与之相反，内分泌失调的出血几乎无痛，或有可能来自盆腔充血的经前下腹痛。子宫内膜异位症或子宫腺肌病可引起月经前、月经期或月经后下腹痛，并常伴有严重的下腰痛，应进行认真的鉴别诊断，因为 TCRE 不能治愈这两种疾病。TCRE 术后可能完全无月经，而严重的痛经只有子宫切除才能治愈。

（7）既往子宫手术史：如多次刮宫、子宫肌瘤摘除术，尤其曾打开宫腔者及剖宫产史，术中均有子宫穿孔的可能，应予重视。

2. 全面体格检查

（1）全身检查：血压、脉搏及全身体检，以发现全身性疾患，必要时请有关科室会诊。

（2）妇科检查：功血患者的子宫小而活动，卵巢不增大，子宫后倾固定，或附件有包块，可疑子宫内膜异位症。后穹隆触痛结节可疑子宫直肠阴道隔子宫内膜异位病灶。饱满和有压痛的子宫提示可能为子宫腺肌病，子宫腺肌病有时可在子宫局部增生，使子宫增大，内诊颇似肌瘤。子宫外形不规则，可疑多发肌瘤，难以用激光或电切镜治疗。最适合宫腔镜手术的是黏膜下肌瘤，如宫颈外口因试图排出肌瘤而开大时，应疑及此病。盆腔炎可引起腹痛，子宫有压痛，月经周期改变，此症不能用 TCRE 治愈。TCRE 术成功的重要单一指标是子宫大小，尤其是子宫腔的大小，子宫大于 12 孕周或宫腔大于 12cm，手术将十分困难，手术时间延长，心脏血管超负荷的危险性增加。

（3）实验室检查：包括血红蛋白，白细胞计数，血小板，出、凝血时间，血型；尿常规；肝功能、肾功能、澳大利亚抗原，抗丙肝抗体；宫颈刮片细胞学检查；阴道分泌物真菌、清洁度及滴虫镜检；必要时作血沉、血糖、血脂及性激素测定；甲状腺功能 T_3、T_4、TSH 等。

（4）特殊检查：心电图、胸透；针对可疑内科病进行必要的检查。

（5）盆腔 B 超检查：了解子宫的大小、形态、位置、回声、宫腔线的方向、内膜厚度及附件有无包块等。用药物抑制子宫内膜增生者，可通过阴道超声估计内膜厚度，卵巢增大提示子宫内膜异位症和良、恶性肿瘤的可能。

（6）宫腔镜检查：提供有关子宫大小、宫腔形态、有无息肉及黏膜下肌瘤、内突及变形等的准确信息，估计手术的可能性和难易度，并可定位活检。

（7）子宫内膜活检：围绝经期妇女的子宫内膜中度、重度非典型增生者有25%发展为子宫内膜腺癌，因此，必须采取内膜活检，排除子宫内膜非典型增生和子宫内膜癌。

3. 咨询

良好的咨询是使患者满意的关键，应详细解释有关不育、出血、近期并发症、远期预后、复发的可能性及最终需要切除子宫等问题，应指出虽然术后出血可能明显改善，但一小部分妇女会留有或发展为周期性腹痛，并可能十分严重，警告患者虽有报道术后原发痛经和经前紧张综合征均有改善，但因此术不影响卵巢功能，故对经前紧张综合征无治疗作用。应用文字解释以保证患者充分了解此术的含义，得到患者正式的允诺。

4. 子宫内膜预处理

（1）药物性预处理：药物预处理可使子宫内膜萎缩，子宫的体积缩小，减少血管再生，使手术时间缩短，出血减少，易于施术，且可在月经周期的任何时期进行，术中灌流液的回吸收减少，提高了手术的安全性和有效性。常用的药物有：①达那唑（danazol）200mg，口服，2～4 次/天，4～12 周。②内美通（nemestran）2.5mg，口服，2 次/周，4～12 周。③GnRHa 目前使用的制剂有葛舍瑞林（goserelin）3.6mg，皮内埋置；曲普瑞林（triptorelin）3.75mg，肌内注射；亮丙瑞林（leuprorelin）3.75mg，皮下注射，均每 28 天 1 次，用 1～3 次。其中以 GnRHa 的效果最好，但价格昂贵。

Donnez 报道用 GnRHa 后子宫内膜和间质高度萎缩，厚度仅为 1.6mm，未用者厚度为 3.4mm。Romer 报道术前用 GnRHa 者术后无月经率为 42%，未用者的术后无月经率仅为 24%。Sowter 等随机对比，达那唑、孕酮与 GnRHa 子宫内膜预处理的效果，比较术中子宫内膜厚度、手术时间、手术难度、灌流液的回吸收量和并发症的发生率、术后的无月经率、月经量、痛经与否和是否须进一步治疗等。结果是 GnRHa 使子宫内膜萎缩的作用较达那唑持久，而其他术中及术后的结果区别极微。Steffensen 和 Hahn 研究 TCRE 术的体液超负荷的发生率，影响体液超负荷的因素，体液超负荷与远期预后的关系。265 例患者，用 1.5% 甘氨酸液灌流，结果 TCRE 用 GnRHa（$P<0.007$）和肌瘤切除后（$P<0.0001$）

灌流液吸收增多，$P<0.007$。Rai 等研究子宫内膜预处理是否有助于改善 TCRE 远期预后，比较的三种药物有：达那唑、亮丙瑞林和那法瑞林，无预处理者作为对照。预后判断的指标有：切除的子宫内膜和肌层的厚度，术时子宫内膜的期别，有否月经和术后一年患者的满意度。结果三组药物中，与对照组比较，达那唑和那法瑞林的子宫内膜明显低中度厚，达那唑有极强的使子宫内膜腺体和间质萎缩的能力，无月经率高（统计学处理无显著性）。与对照组比，无月经率无区别，如在月经周期的增生期手术，各组药物预处理未促进改善预后。

（2）机械性预处理：于 TCRE 术前负压吸宫可薄化内膜厚度，Maia 报道经子宫内膜的机械性预处理者术后月经改善率与药物预处理相同。

5. 手术时期的选择

（1）月经后，子宫内膜处于增生早期，子宫内膜的厚度小于 4mm，为手术的理想时期。

（2）已做子宫内膜预处理者，子宫内膜已薄化或萎缩，非经期亦可施术。

（3）如有不可控制的出血，可急诊施术。

6. 手术前一日的准备

（1）镜器消毒。

（2）手术前晚患者宫颈插扩张棒或海藻棒。以使术时宫颈软化和扩张。插管困难时，可用吲哚美辛栓 100mg 塞肛。

7. 手术日的准备

早晨禁食，不排尿，以便于术中 B 超监视。

8. 操作者的准备

预先对手术中所使用的主要部件及其功能进行检查，如光学视管的透明度，操作架的活动度，电流发生器、电缆和电极板的接头是否松动等。发现故障在术前及时检修，切割环应有一定数量的储备。

（三）麻醉

盆腔器官的神经分布非常适合做局部或区域阻滞麻醉，TCRE 术可在这些麻醉下进行，手术时间短者亦可静脉麻醉。选择麻醉应考虑以下诸点：

1. 患者的选择

一些患者不愿在手术室处于清醒状态而要求全身麻醉。惧怕全身麻醉或想看手术录像者则选择局部麻醉。

2. 医生的选择

取决于训练程度、区域性麻醉的经验和带教学时自由对话的愿望等。

3. 手术时间

局部注射麻醉的作用最多持续两个小时，若预计手术时间较长，如伴多发或大肌瘤等，则全身麻醉比较适合。

4. 伴随腹腔镜

诊断性腹腔镜可在局部麻醉下进行，但患者清醒，可体验到气体膨胀的不适、膈肌受刺激所致的肩痛、过度头低位引起的呼吸困难等，应选择全身麻醉。

5. 一日手术

TCRE 术常不需要在医院过夜，如疼痛、恶心得到控制，术后当天即可出院。有人建议一日手术应全身麻醉，手术时间不超过 30 分钟。

6. 并发症

心律不齐和高血压患者不宜行硬膜外麻醉。

常用的麻醉方法：

（1）局部麻醉：子宫疼痛的传入是从宫颈经第 2、3、4 骶神经根进入脊髓。术者用含1 ：200 000肾上腺素的 1%利多卡因（lignocaine）行宫颈旁阻滞麻醉和宫腔内注射。扩张宫颈放入镜体后，在直视下用细针头插入近宫角的肌肉内，注入麻醉剂，用量约 40ml。子宫和宫颈血管丰富，注射过程中应经常回吸，以避免注入血管内。尽管上述试验阴性，有时患者也可出现瞬时心动过缓、收缩压升高和颜面苍白，故应有心电及血压监护，对精神紧张者可加镇静剂。

（2）静脉复合麻醉：选择氯胺酮、七氟醚、丙泊酚等静脉麻醉剂经静脉注入，通过血液循环作用于中枢神经系统而产生全身麻醉，具有诱导迅速、对呼吸道无刺激、患者舒适等优点；但肌松差，不适合宫腔过于窄小或估计手术时间较长者。高血压病及青光眼为禁忌证。

（3）硬膜外麻醉：有静脉麻醉禁忌或手术较为复杂者选用，麻醉作用可靠，肌肉松弛满意，连续硬膜外麻醉时间可任意延长。手术可在 1 小时内完成者，单次硬膜外麻醉即可。

（4）全身麻醉：静脉氯琥珀胆碱诱导气管插管紧闭循环吸入麻醉，其优点为气道保持通畅，供氧充足，全身麻醉药静脉滴入，可控制滴速，并可加入肌松剂，麻醉满意，心电及血氧饱和度均在监护范围，相对安全。过度肥胖及疝气患者不宜选用。

（四）手术步骤

1. 子宫内膜切除术

（1）检视宫腔，如内膜较厚，可先吸宫。

（2）首先用垂直电切环切割宫底部电切深度达子宫内膜下方的浅肌层，用混合电流，电流功率80～100W。也可用滚球电极电凝宫底部内膜。

（3）用 90°切割环或带状电极顺时针或逆时针方向，从宫底切面开始，自上而下，依序切除子宫壁的内膜及浅肌层。

（4）电切一般先从子宫后壁开始，依序切除子宫侧壁及前壁的内膜及浅肌层组织。下界终止在子宫颈内口下 1cm，为全部子宫内膜切除，或终止在子宫颈内口上方 1cm，为部分子宫内膜切除。

（5）切割时一般将电切环的移动长度限制在 2.5cm 以内，首先切净子宫上 1/3 的内膜，之后切除中 1/3，如做全部子宫内膜切除，则切除下 1/3 直至宫颈管。用卵圆钳自腔内将组织碎屑一片片夹出，但灌流液要从宫颈口流出，每次宫腔的膨胀和塌陷都会引起子宫出血，妨碍宫腔镜的视线。少量内膜碎片于术后数日可自行排出。技术娴熟时，可通过移动电切镜增加切割的长度，自宫底部开始到子宫峡部，每次将切除的组织条立即带出。

（6）宫腔排空后，放回电切镜，检查并切净残存的子宫内膜岛。

（7）术终降低膨宫压力，检查出血点，电凝止血，检视宫腔。

（8）TCRE 术后，形成焦黄色的筒状宫腔。

（9）内膜碎屑送作组织学检查。

（10）注意事项：①宫底处最难切，又易穿孔，因此必须小心从事，注意不要将切割环向肌层推得过深，尤其在切过肌层最薄的两角时，切宫角时每次浅些削刮，直至切净所有内膜，比一次深切穿孔的危险少。②切除的深度取决于子宫内膜的厚度，目的是切至内膜下2~3mm，此深度足以切净除扩展极深者外的全层子宫内膜，又不致切到较大的血管，如子宫内膜曾经过预处理，一般很少需要一次以上的切割，即可达到预期的深度。③膨宫压力不足时，子宫的两侧壁可呈闭合状，两侧子宫角较深，常有残存的子宫内膜，应于术终加大膨宫压力，检查和切除残存的子宫内膜组织。④子宫内膜及其浅肌层切除后，如自切割基底的肌层中出现粉红或鲜红色的子宫内膜组织，呈喇叭花状，为子宫腺肌病的病灶。⑤如子宫内膜较厚，可在电切后再电凝一遍，可以提高疗效。⑥资料证明，切除越广泛，术后无月经或月经过少者比例越大，目前做部分切除者已罕见，多数学者切除的下界为子宫颈内口。

2. 子宫内膜去除术

（1）激光：置镜前处理同 TCRE 术。置镜视野清晰后，将带有可弯曲金属保护鞘的石英激光纤维插入手术孔道，手术方式分接触式（dragging）及准照射（blanching）两种，功率 55~80W，术中子宫内膜颜色由粉红到苍白到棕色到黑色（炭化）。输卵管开口是最难看到的，也是激光纤维难以达到处，去除内膜自此处开始，渐向子宫底部扩展，至中线处连接，宫腔镜始终保持在 12 点的位置，从不转动，手术如通过观看电视转录屏幕进行，可以保持方向性。术者用右手后撤激光纤维，左手抬高或压低镜体近端，以控制激光纤维接触或准照射的子宫内膜面。处理完宫底后，去除子宫前壁、两侧壁、后壁内膜，直到子宫内口。为减少宫颈狭窄的危险，有人终止在内口上方数毫米。亦有不用宫腔镜，而是在 B 超介入下，直接将激光纤维放进宫腔，破坏子宫内膜，取得同样疗效。

此法的缺点是不能提供做病理检查的子宫内膜标本。

（2）电凝：置镜前处理同 TCRE 术。术前未作子宫内膜预处理者应先吸宫，将子宫内膜尽可能吸出，以保证手术的彻底性。轻压滚球/滚筒电极/汽化电极，使与组织接触，然后脚踩电凝踏板通电，电流功率 40～60W。因电极破坏的组织量相对较大，故于电极移动之前需在同一点停留短暂时间，所需时间是等待电极周围的组织变白，约少于 1 秒钟。一旦电极周围组织变白，即可缓慢向宫颈移动电极，移动时电极前面可见组织破坏区，以此监视电极滚动速度。顺序电凝子宫各壁内膜，因易产生气泡，一般先从前壁开始。在宫底和输卵管开口电极难以滚动，电凝时将电极置于一点，通电，然后退出，如此重复数次，直至宫底和邻近的宫角全部电凝为止。注意不要将电极向输卵管口推进。电凝终止于宫颈内口，但有时很难辨明，可于扩张宫颈前，用一滴亚甲蓝加 10～20ml 生理盐水，缓慢注入宫腔，用 5mm 或更细的检查镜观察，见子宫内膜蓝染，输卵管口为深蓝色点子，宫颈管呈平行的蓝线。因电凝改变了子宫内膜的外观，手术终了检查有无未凝到处非常困难。电凝内膜表面的形状有助术者发现子宫腺肌病，富于细胞的组织较纤维组织导电性能好，子宫内膜较肌层组织阻抗低，子宫内膜较周围肌肉组织破坏得更彻底，于是有子宫腺肌病处出现横槽，电极滚动时有碰撞之感。因子宫内膜腺体深达肌层以下，电凝腺体组织可能不完全，此区须用切割环切除。

Vercellini 等研究比较了用汽化电极作 EA 和用标准环形电极切除子宫内膜两种术式的灌流液回吸收、手术时间和手术的困难程度，结果汽化电极 EA 组灌流液差值为（109±126）ml，TCRE 的灌流液差值为（367±257）ml，$P<0.001$，其他无差异。

Romer 等回顾分析 40 例用孕激素（orgametril，10mg/d），达那唑（600mg/d），注射一次 GnRHa（Decapeptyl-Depot）者，与未处理的病例对照，由手术医生评估子宫内膜厚度和电凝深度，结果 90%的达那唑组和 GnRHa 组内膜萎缩充分，组织学检查见萎缩性或少量增殖内膜，EA 术后随访 6 个月，达那唑组和

GnRHa 组无月经率高。认为 EA 术应作子宫内膜预处理。

（五）术中复杂情况及处理

1. 宫腔膨胀不良

为最常见的问题，尤其未用膨宫泵者。膨宫不全时难以看到宫底和输卵管开口，急切需要用膨宫液将子宫前后壁充分膨开，不带猜测地看清宫腔全貌，始可手术，否则可致切割不全及子宫穿孔。常见的原因有宫颈功能不全、子宫穿孔和膨宫压力低下，因宫内压力低，后者常伴有出血。对宫颈功能不全，可缝合或用宫颈钳围绕宫颈挟持；可疑子宫穿孔应立即停止手术，检查腹部体征，B 超观察子宫周围及腹腔有无游离液体；膨宫压力低者加大膨宫压力，若无膨宫泵，可用三通管加压，增加盛灌流液容器的高度，增加灌流液容量等方法解决；有时膨宫不良是子宫收缩所致，可静脉滴注阿托品；值得注意的是有些子宫对以上处理无反应，多见于宫腔过小、有子宫肌瘤及子宫腺肌病者。入水、出水接口阀门不够通畅，内外镜鞘间有血块堵塞，入水管打折或盛灌流液容器进气不畅等亦可导致膨宫不良。

2. 宫腔内碎屑、血液清除过慢

出水吸引压不足，内外鞘间、外鞘筛孔或入水接口阀门被组织碎屑、血液堵塞，出水不利，灌流液在宫内循环减慢，致宫腔内碎屑、血液不能及时清除，影响视线及手术进程。增加吸引压，清洗镜鞘即可解决。

3. 切割不充分

被切割的组织未离断，组织块似大息肉飘浮在宫腔内，最常见的原因为切割环尚未退回鞘内即停止通电。若非此因，则应检查是否电切环断裂或变形，变形的切割环在切割终止时不能回到鞘内，可用手指将环轻轻向内推，使其能退回鞘内为止。此外，切割电流强度过低亦导致切割不充分，可增加电流功率。

4. 子宫内膜和宫腔观察不清

除上述宫腔膨胀不良及宫腔内碎屑、血液清除过慢等因素外，切割下的碎片、子宫前壁的气泡和突向宫腔的肌瘤等均妨碍视线。在未学会将组织碎片推向和聚集于宫底之前，组织碎屑的干扰十分麻烦，可于再次切割前将组织碎片排出，或改为下移镜体切除全长组织条，并立即取出的方法。增加吸引压或调整体位有助于子宫前壁的气泡排出。宫内肌瘤妨碍视线只有全部或部分切除才能解决。

5. 灌流液吸收过快

原因有膨宫压力过高和子宫穿孔。发现后应立即停止手术，检查有无子宫穿孔，除外后手术可继续进行；宫颈撕裂及不全子宫穿孔亦增加灌流液的回吸收，如无子宫穿孔，应尽快结束手术；此外，还应注意灌流液有无泄漏，在膨宫压力过高时灌流液并未全部灌注于宫腔内。

6. 术中出血

膨宫压力低，切割时电凝电流强度不足，切割过深及子宫肌瘤等均可引起妨碍手术操作的出血，可增加膨宫压力，增加混合电流中电凝的强度，电凝出血的血管，子宫肌肉的血管层位于黏膜下 5~6mm 处，有较多血管穿行其间，切割深达血管层时，可致多量出血，所以切割深度应掌握在血管层之上；如为肌瘤出血，可围绕假包膜电凝血管。

7. 术后出血

常见的原因有切割过深、感染和组织碎屑残留宫腔。可于宫腔内放置球囊导尿管压迫止血，给抗生素，排空宫腔残留物，同时用宫缩剂、止血剂等。放置球囊导尿管 4~6 小时应取出，有因放置时间过长导致子宫肌壁坏死者。

（六）术中及术后监护处理

1. 术中监护

TCRE 和 EA 术的术中严密监护患者带有强制性，虽然无论从手术时间、切口、住院时间等看来，手术似乎很小，但就其潜在的危险看，仍然是大手术。手术安全必须经常作为前沿问题考虑，精心监护是其重要组成部分。手术者和其他工作人员应经常警戒和强调两种主要危险，即子宫穿孔和体液超负荷。在正常情况下和有训练的术者中可以从不发生，而对初学者无疑有潜在危险。

（1）常规监护：①症状和体征：如胸闷不适、恶心呕吐、烦躁不安、嗜睡、青紫、苍白、颜面水肿等。②心率和血压：原有冠心病和高血压的患者，麻醉前易发生高血压和心率加快，麻醉和术中则可出现低血压。大量失血者常伴心动过速和低血容量性休克。灌流液吸收过多时，收缩压偏高和心率减慢，脉压增宽。③体温：大量灌流液进入子宫，可降低体温，如手术时间较长，则可能出现发冷和寒战。

（2）特殊监测：①心电图和心功能监测：心肾功能不全者适用。②血红蛋白和血细胞比容：由于灌流液吸收和失血，血红蛋白和血细胞比容下降，此变化发生在电切开始后 20 分钟左右。③血清钾和钠：灌流液吸收可使血液稀释，同时灌流液也有渗透性利尿排钠作用，手术损伤也使钠离子向细胞内转移，故术中血钠有不同程度的下降。低钠血症的程度与电切时间、灌流液量和切除组织重量有关。如患者出现恶心、呕吐、头晕和烦躁等，血钠较术前降低 15mmol/L 以上时，应提高警惕。④血浆渗透压：灌流液吸收常导致血浆渗透压降低。

（3）B 超监护：夏氏等的经验是初学者行 TCRE 术时行 B 超监护，在电切技术娴熟，能够准确把握电切深度后，尤其对术前已做药物预处理使子宫内膜薄化的病例，TCRE 可不监护，而以镜下观察为主。

（4）腹腔镜监护：为了减少灌流液的回吸收，还可在腹腔镜下结扎双侧输卵管。因腹腔镜不能监护子宫后壁，目前应用者较少。

2. 术后监护处理

（1）如术中未给抗生素，术后第一日静滴抗生素预防感染。

（2）观察体温、血压、脉搏、心率，麻醉恢复期及搬动后的反应，术中出血较多、血容量不足可引起低血压。如术时所用的灌流液温度过低，术后患者会出现体温下降及寒战，应采取保温措施。

（3）出血：可给缩宫素和（或）止血三联针：5%葡萄糖液 500ml+维生素 C 3g+酚磺乙胺 3g+氨甲苯酸 0.3g 静脉滴注，有急性活动性出血者，可将球囊导尿管放置宫腔内，球囊内注入灭菌生理盐水适量，至出血停止为止，一般8~20ml。必要时再次宫腔镜下电凝止血。

（4）饮食：因术后麻醉反应，常引起恶心、呕吐等，须禁食6小时。

（5）注意电解质及酸碱平衡：钠是细胞外液最重要的阳离子，占细胞外液阳离子总数90%以上，其含量改变时，对阴离子总量有决定作用。术中如发生重度低钠血症，则常有氢离子的代谢紊乱，出现酸中毒。故术中须注意监护并及时纠正。据泌尿科统计，80%以上的经尿道前列腺电切术的患者，可出现不同程度的低钠血症，即TURP综合征，其发生的程度与速度不同，一般可分为三度。

轻度：血清钠在130~137mmol/L，细胞内外液均为低张性，患者出现疲倦感、头晕、头痛、反应迟钝、不思饮食。

中度：血清钠在120~130mmol/L，上述症状较为严重，并出现恶心、呕吐、皮肤松弛、反射降低、血压下降。

重度：血清钠在120mmol/L以下，恶心呕吐加剧，精神恍惚，神志淡漠，最后发生昏迷。临床表现为肌肉张力缺乏，反射消失，脉搏弱，血压下降，甚至休克。

（6）低钠血症的治疗。

轻度：每千克体重约缺钠0.5g，静脉点滴5%葡萄糖盐水2 000~3 000ml即可，如心脏功能正常，在1小时左右可先滴入1 000ml，以后减慢速度，并测定血钠浓度，调节静脉滴注速度。

中度及重度：中度每千克体重缺钠0.5~0.75g，重度缺钠为每千克0.75~1.25g。对中度及重度一般宜用高渗盐水，而不用生理盐水，因高渗盐水可提高细胞渗透压，使细胞内水分向细胞外转移，减轻细胞肿胀，恢复血液正常的渗透压。一般常用3%或5%的氯化钠溶液。

在补给高渗氯化钠时须注意以下几点。

A. 开始时可先给总量的1/3或1/2，再根据神志，血压，心率，心律，肺部体征及血清钠、钾、氯的变化决定余量的补充。

B. 在低钠血症时，切忌大量补液，然后再补钠。因大量补液后会使血钠降低，更多的水分从细胞外进入细胞内，使细胞肿胀，症状更加严重。

C. 滴注高渗盐水易刺激局部静脉内膜，引起静脉血栓形成，因此，输液的局部用热毛巾湿敷，有助于预防血栓性静脉炎。

（7）低血钾的治疗：一般如患者肾功能正常，术中血钾多无变化。但当发生水中毒，使用利尿剂时，术中需注意有否低血钾，如存在则须及时纠正。

3. 术后经过

术后可有子宫痉挛痛，排除尿潴留后，可服止痛片或用抗前列腺素制剂止痛。少数患者术后有一过性发热，可对症处理，吲哚美辛栓100~200mg塞肛和（或）柴胡液10ml内服，多于24小时内消退。术后阴道少量出血，两周内为血性浆液性排液，以后为单纯浆液性排液，共4~6周。如有阴道排液异常，出血多或持续时间长者，可给宫缩剂、止血剂及抗炎的中西药物治疗。术后3个月月经复潮，无出血者为无月经。

（七）手术并发症的发现与处理

TCRE或EA术宫腔创面大，手术并发症较多。Bratshi报道465例TCRE术并发症的发生率为2.5%。故此术切勿违反患者愿望而强制实行。

1. 术中并发症

（1）子宫穿孔：TCRE术的难点在于如切割过浅，未达基底层，日后子宫内膜再生，会导致出血症状复发，治疗失败，如切割过深，有可能子宫穿孔。因此，TCRE原则上每个部位只切一刀，包括子宫内膜的功能层、基底层及其下方2~3mm的肌肉组织，若切第二刀，应十分慎重。EA通电时滚球或汽化电极必须滚动，原位停留不动可导致肌层凝固过深，全层凝固，甚至电能的高热波及与子宫毗邻的肠管或膀胱，有术后发生肠瘘者。

（2）TURP综合征：TCRE的宫腔创面大，开放的静脉多，可将大量灌流液吸收入血液循环，导致血容量过多及低血钠所引起的全身一系列症状，严重者可致死亡。灌流液迅速而大量地进入血液循环的途径，主要为创面上开放的静脉，其次为输卵管。有学者为了减少第二种途径的吸收，在电切术前先在腹腔镜下结扎双侧输卵管。Wood 为了减少第二种途径的吸收，在 TCRE 术前先在腹腔镜下用硅环阻断双侧输卵管 9 例，结果使灌流液入量和出量的差值由 643ml（100~2 030ml）下降到 259ml（0~900ml）。其临床表现为血容量过多、水中毒及低钠血症。

血容量过多：后果是急性左心衰竭和肺水肿，如得不到及时处理，则可进一步发展为呼吸困难，代谢性酸中毒，使心力衰竭进一步恶化，并可引起休克或严重的室性心律失常而致死。

水中毒及低钠血症：细胞外液电解质成分被稀释，因细胞外液的主要电解质成分是钠离子，因此钠离子浓度降低，出现低钠血症。水中毒对脑神经组织的危害最大，血清钠降至 125mmol/L 以下时，水分开始进入脑细胞内，使脑细胞内的含水量增加，患者可出现恶心、呕吐、嗜睡、头痛、腱反射减弱或消失。昏迷时可出现巴宾斯基征阳性，有时会偏瘫。严重时脑细胞肿胀，颅内压升高，可引起各种神经、精神症状，如凝视、失语、精神错乱、定向能力失常、嗜睡、躁动、谵语、肌肉抽搐，甚至惊厥、昏迷。严重脑水肿可发生枕骨大孔脑疝或小脑幕裂孔疝，出现呼吸、心搏骤停，以致死亡。

TURP 综合征的治疗：

利尿：减轻心脏负荷，可将过多的水分排出体外。

治疗低钠血症：紧急情况下，除使用呋塞米外，可不必等待血钠报告，即应用 5%高渗盐水静推，以免延误抢救时间。

处理急性左心衰竭：用洋地黄制剂。

肺水肿的治疗：一般给鼻管吸氧，应用除泡剂，禁用吗啡。

脑水肿的治疗：Bird 等主张用高浓度的尿素，尿素是一种渗透性利尿剂，注射后可使血管内液的渗透压高于组织液的渗透压，水分可从水肿的脑组织中进入血管内，脑水肿即可减轻，也可同时使用皮质类固醇，以稳定细胞膜，减少毛细血管通透性，减轻脑水肿。

纠正电解质及酸碱平衡紊乱：大量利尿时钾离子在尿中排出，造成低血钾，可发生心律失常。

TURP 综合征的预防：①严密监护高危病例，如大的肌瘤，未做子宫内膜预处理者，及发生子宫穿孔时。②灌流液的差值达 1 000~2 000ml 时可能有轻度低钠血症发生，应尽快结束手术，大于 2 000ml 时可有严重低钠血症及酸中毒。③酸碱平衡紊乱，应立即停止手术。手术时间尽量控制在 1 小时之内。④尽量采取低压灌流。⑤在中心静脉压测定下延长手术时间。⑥肌瘤较大，可分次切除。

一旦发现 TURP 综合征，应及早停止手术。

Bennett 研究 TURP 综合征的预防方法，研究组 20 人，膨宫泵的压力设定小于平均动脉压（MAPs），对照组 20 人膨宫压力随机设定，结果研究组的灌流液用量和差值均明显少于对照组，提示术时灌流液压力的设定应低于 MAPs。Baskett 等比较研究 TCRE 术时两种控制灌流技术与灌流液吸收危险性的关系，一组用重力出水，另一组用负压出水，结果子宫灌流系统的出水管连接于负压者降低了灌流液吸收的危险性。一般认为滚球电凝 EA 术灌流液吸收较环形电极切割 TCRE 术少，1999 年 Klinzing 等滚球电凝 EA 术导致严重低钠血症 1 例，患者 45 岁，手术时间 45 分钟，用 2.7%山梨醇与 0.54%甘露醇混合的灌流液 10L，出现了肺水肿和严重的低钠血症。

（3）出血：子宫肌壁的血管层位于黏膜下 5~6mm 处，该层以环行肌纤维为主，间有少量斜行纤维，有较多的血管穿行其间，TCRE 时应注意不要伤及血管层。术终电凝有搏动的动脉出血点。最近 Robert 和 Walton 报道其双盲法的对照研究结果，局部麻醉下 TCRE 术开始时宫颈旁注入 10ml 的 0.5%bupivacaine（布比卡因）和 1 ∶ 200 000 的肾上腺素，术中出血明显减少（$P<0.005$），术后出血轻微减少（$P>0.005$），用药组术时心率加快（$P<0.005$），故不主张常规使用。

（4）静脉气体栓塞：在已报道的9例宫腔镜手术所致的空气栓塞病例中，5例为TCRE或EA术，占56%，其中3例存活，2例死亡。

2. 术后并发症

完全子宫内膜去除术在短期内似乎非常安全。然而，随着时间的流逝，一些远期并发症显现出来，问题在于术后宫内瘢痕形成和挛缩，任何来自瘢痕后方持续存在或再生内膜的出血均因受阻而出现问题，如宫腔积血、宫角积血、PASS、经血倒流和子宫内膜癌的延迟诊断。

（1）感染：已报道的5例严重宫腔镜术后感染病例中，4例为TCRE或EA术，占80%。Loffer资料TCRE术后感染的发生率为0.3%。

（2）出血：首都医科大学附属复兴医院2例术后晚期持续少量出血患者，药物治疗无效，均经刮宫治愈，刮出组织很少，病理报告为肉芽组织。

（3）子宫坏死：至今仅有的1例报道，为HEAL所致。

（4）宫腔粘连：TCRE术的宫腔全是创面，术后前后壁易于互相贴敷，黏着。

（5）宫腔积血：Turnbull报道用磁共振检查51例，发现TCRE术后大多数无月经和全部有月经的妇女均有残留子宫内膜，残留内膜与宫腔不交通，可导致积血形成，输卵管扩张和腹膜腔内积液。已报道的88例宫腔粘连，皆由TCRE术引起。

（6）腹痛：Mints报道TCRE术后11%出现术后腹痛，可为宫腔粘连，宫腔积血和TCRE术时宫内压将有活性的子宫内膜细胞挤入肌层，引起腺肌病所致。

（7）子宫内膜去除-输卵管绝育术后综合征（post-ablation-tubal sterilization syndrome，PASS）：患者均有绝育史后TCRE手术史。

（8）子宫腺肌病：学者们提出子宫内膜切除术对子宫肌层的创伤，有可能导致此症。

（9）妊娠：TCRE术后宫内孕、宫外孕均有报道。Baumann等首报TCRE和双极电凝输卵管绝育后妊娠成功，结局良好，Pugh等报道EA术后成功宫内妊娠1例，Pinette等报告YAG激光治疗后成功妊娠1例。Cooper等报道TCRE术后残留的子宫内膜可以变成新生物，引起疼痛或者支持妊娠。子宫肌层的损伤在晚期妊娠可引起灾难性的后果。故术时应尽量减少内膜残留和不必要的肌层损伤。EA治疗AUB的应用日益广泛，以致许多育龄妇女选择EA，因为EA明显增加产科并发症，应该让患者了解有生育要求是禁忌证。2005年美国Mukul等报道1例34岁经产妇EA术后宫腔粘连妊娠24周，因B超发现宫颈缩短，多发宫腔粘连和胎儿多发畸形而住院。两周后胎膜早破，胎心出现可变减速而行古典式剖宫产，胎儿多发畸形，为EA术后宫腔粘连所致。

（10）子宫内膜恶性病变：TCRE是治疗非恶性AUB的新手术，其长期预后的资料有限，EA术后子宫内膜癌的发生率不明。Brooks-Carter等于2000年报道1例55岁黑人妇女，在排除子宫恶性病变后行EA术治疗AUB。5年后又出现同样症状，经组织学诊断高分化腺癌Ⅰ期。认为从间隔来看内膜腺癌是新生的，对高危患者EA掩盖未发现的恶性或延迟诊断似乎不大可能。Valle报道8例TCRE术后残存的子宫内膜日后发生了子宫内膜癌，均得以及时发现，并未因TCRE所致的宫腔瘢痕掩盖了子宫出血的早期症状。

（八）TCRE术的经验与评估

纵观五年来各国报道，TCRE和EA术成功的定义是治疗后月经量较少到正常量、少量、点滴量甚至无月经。其成功率为90%～95%，随着时间的延长，复发或因症切除子宫者略有增加。复发者除外子宫内膜癌后，可行第二或第三次手术，最终90%的病例可避免子宫切除。TCRE只要病例选择恰当，成功率几乎为100%，临床满意率每年轻微下降，再次手术率为6.6%。

手术效果：Murdoc于2001年指出宫腔镜正在变成更加广泛应用的技术，TCRE经常是DUB的一线手术治疗方法，病率少，死亡率低。许多研究者指出电切术治疗月经频多高度有效，虽然此术较激光、滚球电凝等方法应用的时间短，与其他宫腔镜技术相比，其优点是手术速度快，能切除同时存在的子宫肌瘤，能提供组织学检查的标本，耗资及手术费用均较低。关于远期预后，全世界的经验提示 TCRE 的受术者中，70%～90%对治疗结果表示满意，其中40%～60%术后无月经，30%～50%月经量减少，10%～15%为正常月经量，失败率5%～12%，术后5年生命表分析结果提示 TCRE 使80%的受术者避免了进一步的手术，91%避免了子宫切除。Herman 报道270例宫腔镜手术，随访4年，TCRE 术仅5.6%须二次手术，有腺肌病则不是好的指征，仅37%以后不需要切除子宫。夏氏报告366例随访3个月至4年，16例因手术失败切除子宫，350例月经均有所改善，手术成功率为95.6%；146例（41.7%）无月经，其中15例曾有少量月经而后绝经；119例（34%）为点滴出血，其中22例术后4～18个月无月经；85例（24.3%）术中发现腺肌病者46例，随访3个月以上，44例月经改善，2例子宫切除，成功率也为95.6%；原有痛经者46例，术后36例痛经消失或减轻，占78.3%。Yin 报道170例 EA 术中，70例术前有痛经，术后38例（54%）痛经减轻或消失。Tsaltas 对232例 TCRE 术后随访6个月至6年零6个月，满意率78%，13%再次子宫内膜去除，17%子宫切除。Schiotz 报道 TCRE 治疗月经过多近期效果好，远期有20%进行子宫切除。该文报道324例患者348次 TCRE 术，包括68例同时切除肌瘤，前瞻性随访1～8年（平均3.8年），再次手术，包括 TCRE 或子宫切除均归为不满意。子宫穿孔3例（0.9%），1例剖腹探查。18例（5.2%）出血，10例（2.9%）体液超负荷，5例（1.4%）感染。随访结果63例（19.4%）子宫切除，其中45例（67.2%）部分或全部是为了减轻疼痛。在该研究的末期，260例中246例满意，占94.6%。结论：TCRE 是治疗月经频多的安全、有效的方法，80%患者可避免大手术，一些患者是因为疼痛而手术，此疼痛不典型，难以用子宫来源诊断。预后指标有满意率、症状缓解率和健康及生活质量改善率等。有学者认为 EA 简单、有效、对有选择病例是可以接受的治疗。其最终的有效性还须长期随访。意大利 Rosati 报道438例绝经前妇女无术前子宫内膜预处理，用滚球先去除子宫底和子宫角部的内膜，然后用环形电极切除宫腔其余部分的内膜，最后再用滚球再次滚烫已经去除了子宫内膜的全部宫腔。平均随访48.2个月，回访者

47.8%无月经，46%月经量极少。1例（0.2%）再次EA，20例（4.6%）子宫切除，其中15例（3.4%）因为EA失败，另5例与EA无关（3例子宫内膜不典型增生，2例子宫肌瘤）。292例非常满意，78例满意。无大的并发症，随访期间有3例妊娠。有作者认为EA是安全和有效的治疗绝经前月经频多和子宫出血的方法，可避免95%的子宫切除。但必须告知患者此术非避孕措施，术后仍有妊娠可能。Munro的治疗效果不那么理想，他的资料为EA术后5年25%~40%须再次手术，常为子宫切除。夏氏报道1 431例中159例（11.11%）曾经行药物治疗，包括止血、止痛、抗生素、孕酮类药物及子宫内膜抑制剂等，37例再次TCRE（2.59%），因术后出血症状复发、痛经或子宫肌瘤最终行子宫切除者87例（6.08%），其中1例因发现子宫颈癌早期浸润，3例为子宫内膜腺癌，3例为子宫内膜去除–输卵管绝育术后综合征（post–ablation–tubal sterilization syndrome，PASS），4例为术后半年后淋漓不断出血，自愿切除子宫，31例为子宫肌瘤继续发育，45例为子宫腺肌病。手术治愈率93.92%。Raiga等研究TCRE术的失败因素，认为经2~4年的随访，结果令人满意，但存在晚期复发的问题，子宫增大和子宫腺肌病的存在明显增加了失败率，因此须长期评价。Mc Causland等认为深部子宫腺肌病（侵入深度大于2.5mm）是TCRE失败的主要因素。

（1）TCRE术后子宫切除的高危因素：Dutton等报道240例因月经频多行EA有/无切除息肉或肌瘤，平均随访时间31.2个月，71%患者第一个五年未切除子宫，10例再次EA，其中6例最终切除子宫。多因素分析看出绝育是子宫切除的危险因素，危险比值2.20，95%可信限1.18、4.09。至少45岁较35岁以下子宫切除的危险小，危险比值0.28，95%可信限0.10、0.75。此文对EA的随访较以往的报道均长，二次EA和年轻是子宫切除的危险因素。Boe随访390例TCRE患者，术后3~10年，16.6%因疼痛或出血行子宫切除，50%在术后2年内手术，其中6例（1.5%）为恶性，认为手术预后与手术者的经验无关。Munro指出EA术后5年25%~40%须再次手术，常为子宫切除。有作者指出术后 2 年内是子宫切除的高危期，此后子宫切除的概率下降至 6%。

（2）TCRE 效果与子宫内膜预处理：Donnez 报道前瞻随机双盲研究葛舍瑞林后 EA 治疗 DUB 随访 3 年，12 个国家，37 个中心，358 例 30 岁绝经前妇女，葛舍瑞林 3.6mg，28 天 1 次，共 8 周，在第 1 针后第 6 周+3 天时 EA，此期子宫内膜薄。第 3 年无月经率葛舍瑞林组 21%，对照组 14%（P＝0.057 1）。子宫切除葛舍瑞林组 21%，对照组 15%。再次 EA，葛舍瑞林组 5.6%，对照组 2.1%。结论为葛舍瑞林组较对照组术后月经率高。Tiufekchieva 和 Nikolov 报道 GnRHa 减少子宫内膜厚度，TCRE 术前 2 剂，手术时间缩短，无月经率高，术后 6~12 个月用药组 62.7%无月经，未用药组 27.2%无月经。

（3）TCRE 效果与患者年龄的关系：Seidman 等的研究提示年龄大者 TCRE 术后无月经率和痛经完全缓解率显著高于年轻者。他随访 162 例（95.9%），术后平均（32±17）个月，发现术后并发症与年龄无关，31 例大于等于 50 岁妇女的无月经率明显高于年轻者（P<0.001），同样 72 例 45~49 岁者的无月经率高于 59 例小于等于 44 岁者，P<0.05。痛经完全缓解率 72 例 45~49 岁者，高于 59 例小于等于 44 岁者（P<0.01），须再次宫腔镜手术或子宫切除的比例无差异。但对绝经妇女则不同，Cravello 等报道 102 例 47~67 岁的绝经期妇女罹患绝经期出血或 HRT 所致出血，超声及宫腔镜检查 87 例有良性宫内病变（51 例息肉，36 例肌瘤），15 例无明显病变，行 EA＋TCRP 或 TCRM 术，88 例（86.27%）远期疗效满意，认为 TCRE 术的疗效取决于引起出血的原因，而不是患者的年龄。

（九）TCRE 术后子宫内膜的修复

Colgan 等研究了 EA 术后子宫内膜修复过程，19 例中 15 例为 DUB，4 例因 TCRE 发现子宫内膜非典型增生而立即行 EA 术。组织学标本取自术后 1~48 个月的子宫，术后 3 个月以内的 6 例均可见子宫肌层坏死，6 例中 5 例有红色异物小体、肉芽肿样反应、肌层坏死和热损伤。除 1 例外，5 例均有不同程度的急性炎症，其余 13 例为治疗后 3~16 个月，标本中不再显示肌层坏死，但 12 例中

5 例查到持久的肉芽肿样反应，异物小体或两者均有，多数（9/12）有明显的子宫内膜瘢痕，认为 EA 术后的反应为肉芽肿性子宫内膜炎。

（十）一期 TCRE 术

TCRE 一般须经三个步骤，即：①行宫腔镜检查及取子宫内膜活检。②行子宫内膜预处理，抑制子宫内膜增生。③切除子宫内膜。Van Damme 尝试对一些病例术前不用激素类药物进行子宫内膜预处理，并将①、③两步骤同期进行，使 TCRE 术的程序简化，患者痛苦减少，即一期子宫内膜切除术。一期手术选择的条件为：①40 岁以下。②虽出血时间延长，但月经周期规律。③半年内曾诊刮，有子宫内膜病检结果。④子宫正常大小或稍大。术时先做宫腔镜检查，若有可疑，取材送检，停止手术，否则扩张宫颈，继续手术，子宫内膜厚者先刮宫，以减少其厚度，并将刮出的内膜送检。用电切环切除子宫内膜或用滚球电极去除子宫内膜，电切的电流功率 70W，深度达子宫内膜下方 2～3mm 的肌肉层，切出的肌条亦送病检；电灼电流功率 60W，深度为看到子宫内膜层消失，显露出编织状肌纤维为止。夏氏对 125 例一期手术进行前瞻性研究，经组织病理学检查及随访，无子宫内膜癌或癌前病变的病例，手术满意度 98%，成功率 99. 2%，与该院分三步骤进行者无差异，说明一期 TCRE 术可行、安全、有效，与Van-Danune手术满意度 97. 5%的结果一致。进行一期手术，必须把住术前病例选择和术中镜下诊断两关，不断提高和完善宫腔镜下判断子宫内膜疾病的能力，这是完成一期手术的关键。Wortman 和 Daggett 回顾分析 304 例难治性子宫出血患者，平均年龄（41. 3±8）岁，平均随访时间（31. 8±22. 1）个月(6～75 个月)，结果术后 1 年内 83%无月经，总无月经率 85. 5%，仅 0. 8%无改善，组织学检查显示 17 例（5. 6%）有明显的子宫内膜病变，常规术前筛查未查出。20 例（6. 6%）并发症，仅 2 例（0. 7%）严重。27 例须进一步手术。最终 69 例（22. 7%）发现腺肌病，但未增加进一步的手术率。结论：TCRE 术后无月经率很高，因并发症须手术者少，能得到组织学标本，病率低，可以做诊断和治疗一期进行的手术。

（十一）TCRE 术治疗

激素治疗及凝血机制障碍所致的子宫出血 Phillips 资料提示，29 例激素替代治疗（HRT）引起子宫出血，药物治疗无效，经 TCRE 术后继续 HRT，未再出血。Romer 治疗过 1 例绝经前乳癌妇女，服 TAM 引起反复子宫出血，曾刮宫 3 次，无恶性病变，TCRE 术后继续 TAM 治疗，随访 2 年无出血，超声扫描未见子宫内膜声像。Goldenberg 报道 11 例药物治疗无效的凝血机制障碍出血，TCRE 术后随访 1 年，满意度高（10/11），此类患者不能耐受大的手术，因而宫腔镜手术对她们显得十分重要。Milad 成功地为 3 名凝血功能障碍的妇女急诊行 TCRE 术，缓解了血液病所致突发的、严重的子宫大出血，减少了患者对血液制品的需求，但不能治愈。用滚球电极做 EA，对严重的子宫出血是最简单又安全的方法，滚球电极的作用是封闭血管，产生坏死，为此要小功率、高电压，而子宫内膜或子宫肌层切除，会开放新的血管而使出血加剧。对于白血病或药物治疗引起的子宫出血，EA 术能使出血减少或停止。

Romer 报告 35 例围绝经期和绝经期妇女，因 HRT 出血行宫腔镜检查和内膜活检后行 EA 术，无并发症，术后继续用联合 HRT。随访 12 个月，34 例无月经，治疗满意，1 例因其他副反应停 HRT。认为 EA 为治疗此疾患无宫内病变的微创方法，术后可继续 HRT，对选择的病例可增加 HRT 的顺应性。

（十二）TCRE 术治疗严重内科病所致子宫出血

76 例术前除进行常规 TCRE 准备外，还须针对其内科病进行准备，肾衰竭者经血液透析，使 BUN 控制在 80mmol/L 以下；血液病根据病因进行处理，并纠正贫血和补充所缺乏的血细胞成分，白血病须纠正贫血和补充血小板，肝硬化须补充凝血因子，糖尿病经口服降糖药或注射胰岛素，使血糖水平控制在 11mmol/L，心脏病机械瓣膜置换术后须停抗凝药华法林，同时监测凝血酶原时间正常时手术，术后 36~72 小时恢复服用华法林。76 例手术经过顺利，平均宫腔深度 7. 8cm（6. 5~8. 2cm），平均手术时间 13. 2 分钟（8~22 分钟），平均切除子宫内膜组织重 4. 6g（3~7g），手术出血很少。术后 2 例并发严重贫血患者曾有一过性发热，1 例心脏病机械瓣膜置换术后患者于 TCRE 术后 18 小时擅自恢复服用华法林，导致术后 24 小时子宫动脉性活动出血约 800ml，休克，再次送手术室，滚球电凝出血点，出血停止。血小板减少患者回休养室后输血小板 2 个单位。其余均顺利恢复。随访 6 个月 ~9 年 6 个月，2 例曾有不规则出血，药物治疗痊愈。1 例术后无月经，因移植的肾脏衰竭，于术后一年半死于肾脏功能衰竭。余 75 例中，36 例无月经，28 例仅有点滴状出血，11 例月经明显减少，手术满意率 96%。Walhviener 等报道 34 例凝血机制障碍药物治疗无效，为避免子宫切除而做 EA 术，术后 64. 71%无月经或点滴状月经，经第二次 EA 术，无月经或点滴状月经率提高到 82. 35%，其中 EA 治疗因应用抗凝剂所致出血的效果明显优于内源性的凝血疾患患者，认为 EA 是治疗凝血和血栓疾患合并 AUB 的有价值替代方法。

（十三）TCRE/EA 术发现子宫恶性病变

Vilos 等报道 2 402 例 TCRE 术中有 3 例子宫肉瘤，其中切出 1 例为低度恶性子宫内膜间质肉瘤，2 例癌肉瘤。2 例子宫切除后，均未见残留癌。第 3 例 82 岁，中度出血，拒绝子宫切除，子宫内膜切除后 24 个月无月经。子宫肉瘤的发生率约为因 AUB 行 TCRE 术的 1/800，认为完全的子宫内膜切除术可能提供诊断和为有子宫切除高危因素患者进行微创治疗。Agostini 等评估 325 例绝经妇女宫腔镜子宫内膜切除或去除术，术后病理诊断子宫内膜癌或非典型增生的危险。325 例绝经后出血或 HRT 出血，所有妇女诊断性宫腔镜后均做子宫内膜活检除外了子宫内膜癌或非典型增生。然后进行 TCRE 术（203 例，62. 5%）或 EA 术（122 例，37. 5%），各有 2 例（0. 6%）子宫内膜癌和子宫内膜非典型增生，为术前漏诊。认为门诊宫腔镜和子宫内膜活检不能排除子宫内膜癌或子宫内膜非典型增生，这些病变可能被宫腔镜手术发现。

（十四）TCRE 用于急症止血

Franchini 等为 25 例严重子宫出血患者行急诊 TCRE 术，1 例术中发现内膜癌改行子宫切除，术后 15 例无月经。认为 TCRE 可有效地控制子宫出血，避免再次出血，随访 19 个月，无须再用药物或手术治疗。Osuga 等为肝硬化及病态肥胖的绝经妇女，严重子宫出血危及生命，侵入性手术禁忌，子宫动脉栓塞失败，行急诊 EA 成功。

（十五）TCRE 术发现子宫内膜腺癌

Vilos 等回顾分析 13 例绝经后出血妇女 TCRE 前用宫腔镜评估并活检，结果活检不充分，无决定作用或取不出组织，TCRE 术中怀疑，经组织学检查发现子宫内膜癌，其中 8 例行完全内膜切除（第 1 组），5 例行部分内膜切除（第 2 组）。子宫切除的标本第 1 组 2 例仅有局灶性癌灶，第 2 组的大体标本均无癌。子宫切除术后 0.5~9 年无复发。EA 术是替代子宫切除治疗 DUB 的方法，术前已存在的内膜癌如被漏诊，术后很难发现，另外，术后残存的内膜亦可癌变，其发生率无人知晓。Margolis 等报道 1 例 58 岁，因 DUB 手术，3 年后因张力性尿失禁行子宫切除及 Marshall-Marchetti-Krantz（耻骨后膀胱尿道悬吊术）手术，偶然发现无症状的子宫内膜腺癌，病理检查已侵犯肌层大于 50%，FIGO 分期Ⅰc。

（十六）再次 TCRE/EA 术

Wortman 和 Daggett 评价 TCRE 术和 EA 术失败再次宫腔镜手术的安全性和有效性。26 例因术后疼痛、出血或无症状的子宫积血，在 B 超介入下行宫腔镜子宫肌内膜切除术，从开始治疗到手术的平均时间为（41.2+47.9）个月，5 例（19.2%）须简单的扩宫，21 例须宫内口切开，以进入宫腔。手术并发症，平均手术时间（20.3±9.5）min，平均标本重（6.7±4.9）g。15（57.7%）例标本有子宫腺肌症。平均随访（23.2±22.7）个月，23 例（88.5%）结果满意，避免了子宫切除。3 例（11.5%）因复发疼痛或出血切除子宫。认为再次宫腔镜手术治疗子宫内膜切除或去除失败有效，可无月经或疼痛缓解，使多数患者避免子宫切除。

（十七）TCRE 术后的激素替代

Romer 曾报道 TCRE 治疗药疗无效的 AUB 越来越多，70%的患者即使术后无月经，也会发现子宫内膜残迹，HRT 应该用于所有患者，包括连续应用孕酮。Romer 等再次报道对 EA 术后须 HRT 者，需要加孕激素。为预防出血，可连续应用 HRT，有可能不出血。残留的内膜不至于过度增生，术后亦可用含有孕酮的 IUD 替代。

（十八）TCRE 治疗不孕

Cravello 等报道对孕酮治疗无效的 AUB 行 EA 术，有出血治愈后妊娠者，并可能足月分娩。

（十九）TCRE 治疗子宫腺肌病

Keckstein 认为有症状的浅层腺肌病行 TCRE/EA 可得到充分治疗，对有选择的病例宫腔镜手术可以治疗有症状的限局性腺肌病。Quemere 等回顾 121 例孕酮治疗无效的 AUB 并发腺肌病患者行 TCRE 术 8 年后的成功率，1 次切除者为 56%，2 次切除者为 67%，11%再次切除内膜，17 例因出血复发子宫切除，此结果与 EA 相似，认为子宫腺肌病不是 TCRE/EA 的失败因素，除非是术前难以诊断的深部腺肌病。

（二十）TCRE 术用于大子宫

Eskandar 等回顾分析 42 例子宫体积大于 12 周妊娠，宫腔长大于 12cm 的子宫出血患者，平均年龄（45.6±6）岁，比较应用 TCRE 和 EA 治疗的可行性、安全性、预后和灌流液吸收情况。26 例做了子宫内膜预处理，27 例做 EA，27 例做 TCRE。均为 1 日手术，多元回归分析子宫大小、预处理、手术经过、手术时间与灌流液回吸收之间的关系，TCRE 的灌流液回吸收较 EA 多，P＝0.04，其回吸收量与手术种类有关，r＝0.32，P＝0.04，但与手术时间、子宫大小和预处理无关。1 例子宫肌瘤和 1 例子宫内膜癌做了子宫切除。随访 39 例（14±2）个月，38 例非常满意，30 例无月经，6 例月经过少（少于 3 个垫子/天），3 例正常月经（10 个垫子/天），结论为 EA 可能是治疗大子宫月经过多妇女可行、安全和有效的子宫切除替代方法。

(二十一)TCRE 术与药物治疗月经频多的比较

Cooper 等用问卷随访 144 例 TCRE 和药物治疗月经频多 5 年的满意度、月经情况、健康状态和生活质量。随访率 77%,第 5 年随访的结果:随机分到药物组的 7 例仍在使用药物,72 例做了手术,17 例做了子宫切除,满意率很低,也不愿意介绍给朋友。25 例分配到 TCRE 者,做了进一步的手术,15 例做了子宫切除。两组的出血和疼痛评分相似,而且明显减少,TCRE 组的健康恢复较药物治疗组好。认为 TCRE 治疗严重月经过多满意率高,月经状况好,健康和生活质量有极大的改善,而且安全,不增加子宫切除。医生应介绍给符合条件的患者。Mansour 报道自从曼月乐(Mirena,levonorg-estrel,LNG-IUS)问世,全球已有 900 万妇女将之用于避孕,治疗月经频多。对于生育年龄妇女,LNG-IUS 是最容易接受的药物治疗方法之一。Istre 的有限资料提示 LNG-IUS 和 EA 治疗月经频多效果相同,LNG-IUS 可逆,无手术风险。

(二十二)TCRE 与腹式或阴式子宫切除的比较

全世界的经验提示 TCRE 的受术者中,70%~90%对治疗结果表示满意,其中 40%~60%术后无月经,30%~50%月经减少,10%~15%为正常月经量,失败率 5%~12%。随机研究已经确定宫腔镜手术较子宫切除的手术时间短,并发症极少,需要的止痛药少,术后康复和恢复工作快。随机做出子宫切除者比宫腔镜手术治疗者满意度高。在国外子宫内膜切除术的费用较子宫切除要低得多,在我国两者费用相当。Alexander 等完成的一份重要的随机研究,比较了子宫切除或子宫内膜切除术后的精神因素,两组均报告术后精神症状减少,两组的性生活和婚姻关系无差异。然而,宫腔镜手术的施术者需要特殊的培训和手术经验,非生理性的灌流液和各种带有危险性的能源均可引起并发症,腹式或阴式子宫切除则无此顾虑。Pinion 等对应做子宫切除的月经频多患者行子宫切除 99 例,宫腔镜手术 105 例(TCRE 52 例,HEAL 53 例),观察两组手术的并发症,术后 6 个月和 12 个月的康复及月经情况,其他症状的缓解率及患者的满意率等,结果宫腔镜手术较子宫切除的早期病率少,恢复时间短,宫腔镜手术的平均完全恢复时间为 2~4 周，子宫切除的平均完全恢复时间为 2~3 个月，两组相比，P<0.001，12 个月后宫腔镜组 17 例子宫切除，11 例做第 2 次手术，45 例无月经或仅棕色排液，35 例少量月经，两组大多数痛经和经前症状改善，12 个月后 89%的子宫切除和 78%的宫腔镜手术患者对手术效果非常满意（P<0.05），95%和 90%症状改善，72%和 71%愿意将其手术介绍给别人，结果提示宫腔镜手术在手术并发症和术后恢复方面优于子宫切除，子宫切除的术后满意率显著高，宫腔镜手术的满意率为 70%~90%，故宫腔镜手术可作为 DUB 的子宫切除的替代手术。Hidlebaugh 的资料提示 TVH 费用最低，LAVH 的直接费用较 TAH 高，但间接费用明显少，TCRE/EA 的直接和间接费用均较子宫切除低，甚至包括治疗失败后所需费用。TCRE/EA 避免了大手术，住院时间明显缩短，患者能迅速恢复正常活动，应为 AUB 的首选治疗方法。

（二十三）TCRE 与子宫内膜切除的其他方法比较

作为代替子宫切除治疗良性病变所致的异常子宫出血的方法，有利用各种能源或技术设计减少经期失血的去除子宫内膜手术，滚球电外科和激光子宫内膜去除术即为其中的两种微创技术，治疗效果与 TCRE 相仿。近年来，又有一些非宫腔镜治疗月经过多的新微创方法问世，这些方法包括射频热能去除子宫内膜、微波、双极电切、子宫热球、冷冻子宫内膜去除、光电动力治疗，或用激光能量产生间质高热治疗，连续热生理盐水灌注等，设计良好的研究和时间将告诉人们这些方法是否有 TCRE 一样的效果。Vilos 报道子宫热球治疗月经过多，随访 18 个月初步结果表明，术后月经改善率 77%，与其他技术的子宫内膜去除术结果相当，但随着时间的延长，失败率有所增加，须再做 TCRE 术，由于其操作简单，仅须具有将节育器放进宫腔的技术，又无发生重大并发症的可能，故一般认为可作为治疗月经频多的初选方法。Nisolle 认为非宫腔镜 EA 的方法仅适合 DUB，并应有术前内膜活检，如内膜正常，超声波检查无息肉或肌瘤，那么用非宫腔镜 EA 的方法治疗 DUB 是可取的。治疗方法的改变，带来了评估临床疗效的挑战。Wamsteker 则认为宫腔镜控制下的 EA 和 TCRE 的最大优点是既完成了治疗，且术前及术后均在宫腔直视下进行操作。而其他非宫腔镜的治疗方法的问题为治疗过程非直视和技术无控制。他指出虽上述各非宫腔镜EA系统常被广告宣传为“门诊手术”，但并未发现适合门诊，至少现在如此，其一次性设备价格昂贵，对于EA或TCRE有经验的医师来讲，此设备无作用，目前，已做的小量研究提示这些设备与传统的宫腔镜切除或去除技术间的结果是相同的，大量研究将有助于回答非宫腔镜EA设备在妇科的恰当作用，鉴于宫腔镜手术的危险和并发症，应注意预防最严重的低钠血症性脑病和体液超负荷。

值得提出的是，最近大量回顾性比较TURP术与开放性前列腺切除术的结果提示，随访8年TURP术后因心血管疾患死亡者人数虽然很少，但较开放性手术明显增多。TCRE术在许多方面与TURP相似，而患者群与手术情况则全然不同，因此，上述发现不适用于宫腔镜手术。但此研究说明短期经验预见不到远期影响，需要随访才能真正评价出这些新技术的安全性与效果。

第三节　宫腔镜在女性不孕症中的应用

（一）概述

1. 宫腔镜检查在探查不孕症病因中的价值

国外学者已多建议将宫腔镜检查列为女性不孕症诊疗顺序中常规项目之一；也适于对B超、HSG、诊刮、MRI等提示可疑异常者的核实和排除。高分辨率的宫腔镜不仅能发现子宫内大体病灶，例如息肉、肌瘤、畸形、粘连、异物等，还能显示微小的组织变异，如局限性内膜增厚、草莓样腺口和血管异型等，但其与内分泌、亚临床炎症、血凝机制等相关性尚待研究。

有人对人工辅助生殖技术后妊娠结局与“着床窗”期宫腔镜所见做回顾性研究，发现腺体口呈指环状且血管网发育良好组较点状且血管发育不良组的早期自发性流产率明显为低。现已重视经宫腔镜定位后活检且有逐渐替代传统诊刮的趋势，最终确诊应以病理组织学为准。

2. 与生育有关的宫腔镜手术

参阅相关内容。

3. 输卵管疏通和宫腔镜、腹腔镜联合检查和手术治疗

（1）对子宫输卵管碘油造影示输卵管通而欠畅或伴有妇科检查和 B 超检查阴性的间质部阻塞者，可初试在腹部 B 超监护下行宫腔镜输卵管插管加压通液治疗。

（2）对排除其他不孕因素仍不怀孕的所谓“通畅”者，以及对于输卵管柔软且全程显影伴有远段完全或不完全阻塞者，可考虑作为宫腔镜、腹腔镜联合手术的指征。

宫腹腔镜联合检查和手术用于不孕妇女诊疗的指征、标准和诊疗顺序见图 7-1。

（二）原则

（1）妇科内镜手术系微创伤性诊疗方法，故应安排于男女双方系统生育检查完善后，有指征、有计划地进行。

（2）假若宫腔和盆腔内病变并存，应先以宫腔镜矫治宫腔内病变，例如宫腔粘连、黏膜下子宫肌瘤等，再处理盆腔、腹腔内病变。

（3）盆腔、输卵管性不孕症的主要病因为炎症，其次为子宫内膜异位症和既往盆腔手术所致。对于炎症性盆腔、输卵管病变引起不孕的患者，内镜术前须考虑：①原发抑或继发不孕。②充分排除盆腔、输卵管病变外的其他不孕因素，夫妻同步诊治。③经病史、体检、血常规、血沉等检查确认 PID 无活动性，有条件宜检测衣原体、淋球菌、支原体、结核菌等，并做相应处理。④术前 HSG 初筛检查结合 B 超，了解盆腔、输卵管和子宫状况，为内镜手术指征和选择治疗方案提供依据。⑤术前酌情给予静脉内抗生素治疗。⑥内膜异位症患者术前必要的药物准备。

（4）术前准备按拟作的内镜手术类别和麻醉要求予以完成。

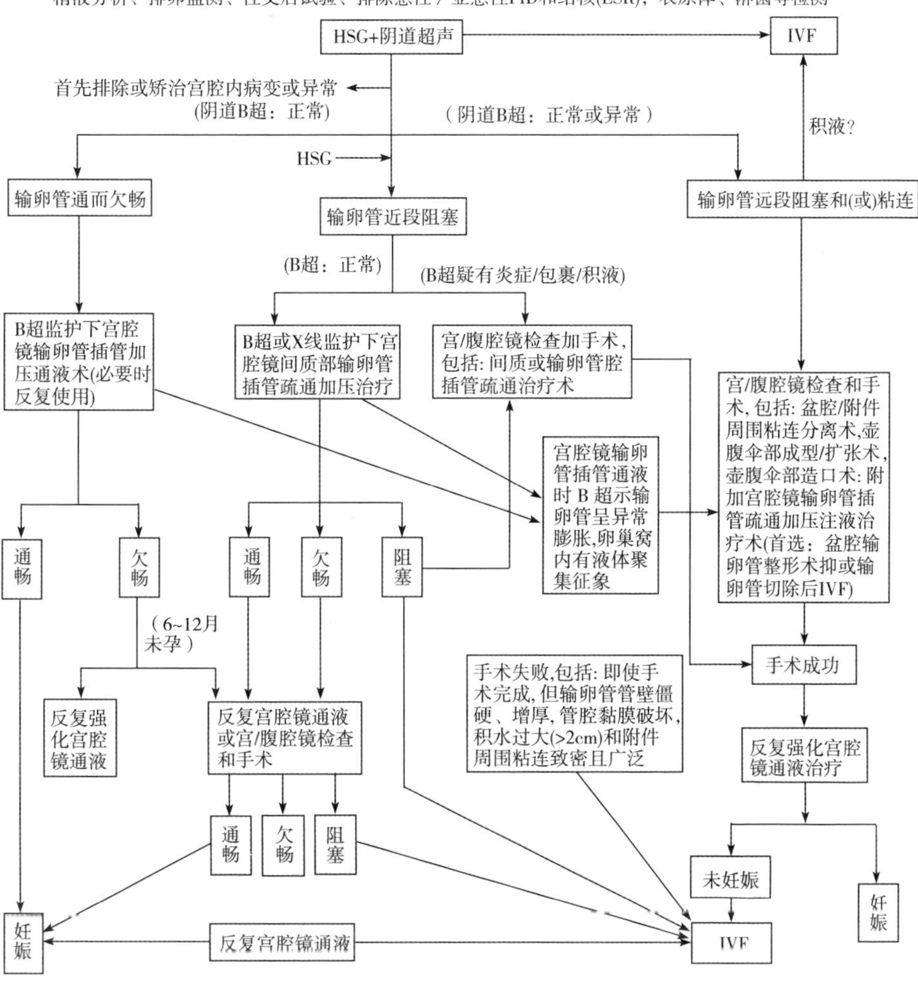

图 7-1 盆腔/输卵管性不孕症诊疗顺序

（三）手术方式和类型及其选择依据

1. 直视下输卵管疏通治疗术

（1）宫腔镜输卵管口插管加压注液（药）术：主要适于输卵管通而欠畅者，偶尔用于先天性输卵管迂曲、细长的不孕妇女；对于间质部阻塞，至少宜以腹部 B 超监护。选用治疗型宫腔镜，以 5%葡萄糖液作为膨宫介质，直视下找到输卵管口，将外径 1.4~1.6mm 医用塑料导管插入输卵管口 2~3mm，先注入抗生素、利多卡因、可的松等药液进行治疗。在B超监护下通液，可直接观察到输卵管有否异常膨胀和直肠子宫陷窝内有无积液及其变化等。

（2）输卵管间质部或输卵管腔插管通液术：主要适用于宫角或输卵管近段阻塞者，且经输卵管口插管注液治疗失败的。由于HSG和腹腔镜亚甲蓝染色通液检查往往难以明确输卵管间质部阻塞的原因，痉挛、组织碎屑堵塞、粘连抑或瘢痕闭锁是阻塞的常见原因。输卵管近段插管疏通术，特别是经宫腔镜直视下各项输卵管疏通技术已取得一定疗效和进展。①输卵管间质部插管疏通技术：采用特制的长8~10mm的1.4mm医用塑料导管或外径0.8~1.0mm Teflon导管（内含0.45~0.5mm的软金属导丝），后者插入输卵管口内深度不宜超过1.5cm；也可试用新生儿硬膜外麻醉导管。此法有发生宫角穿孔的危险，尽管多能保守治疗而愈；但仍须行腹腔镜或X线荧光屏监护，至少应做腹部B超监护为宜。②输卵管腔内插管疏通术：经宫腔镜先将1.4mm的外导管插入输卵管口，然后经其插入0.5~0.8mm内导管通过间质部，必要时则在内导管内插入0.4mm的软金属导丝，在腹腔镜监护下逐渐从输卵管峡部推进直达壶腹伞部；在插置导丝过程中若遇阻力可调换插入方向，或退出导丝后注入染液试其通畅度；如有管壁损伤或不全穿孔征象即应终止操作。

（3）输卵管镜检查和疏通术：价格昂贵且易损坏，操作复杂，视野又小，疏通疗效也非突出，目前其临床应用价值尚待研究和商讨。

2. 宫腔镜、腹腔镜联合检查和手术

适用于输卵管阻塞和盆腹腔粘连者。宫腔镜、腹腔镜联合检查和手术的指征：①HSG示输卵管远端完全或不全闭锁，而全程输卵管柔软者，或高度疑有盆腔粘连者。②阴道B超示输卵管积水或卵巢窝、盆腔包裹性积液者。③腹部B超监护宫腔镜插管通液示有阻力、回流和（或）输卵管积液增粗和盆腔卵巢窝内积液者。④宫腔镜通液通畅不明显（连续三次以上）者。腹腔镜能精确检视盆腔内状况，特别是输卵管、卵巢周围粘连以及盆腔子宫内膜异位症且估计其严重度和累及范围；并酌情进行矫治手术，例如附件周围粘连分解术，尽量以输卵管伞部扩张成形术代替输卵管造口术、盆腔子宫内膜异位症治疗术等。

（四）评估和建议

（1）宫腔镜、腹腔镜治疗应安排于完善常规不育诊疗顺序后进行。

（2）子宫输卵管碘油造影对评估输卵管充盈情况和柔软度以及排除典型结核性盆腔、输卵管病变具有价值，故往往在 HSG 诊断基础上，如有指征可于腹部 B 超监护下宫腔镜输卵管插管注液疏通作为首选、初筛和预治的治疗方法，有条件和有指征者，可行宫腔镜、腹腔镜联合检查和手术。

（3）关于盆腔输卵管性不孕症的腹腔镜分期或再次手术问题对于盆腔，尤其是输卵管、卵巢周围粘连严重、致密且伴有输卵管远端闭锁者，曾有国外学者建议首次先行粘连分解术，待 4~6 个月后再行输卵管整形、造口术，理论上可能降低整形术后再粘连闭锁的概率；也有人主张尽可能一期完成，术后加宫腔镜输卵管插管加压注液疏通治疗，直到通畅为止或发现异常，必要时再酌情考虑作第二次腹腔镜探查加补充手术。

（4）强调术后反复宫腔镜输卵管加压通液治疗的必要性。

（5）诊断越早，治疗越早，疗效越好。

综览前述及国外的研究近况，可见对女性不孕症的处理是诊断越早，治疗越早，疗效越好，对输卵管性不孕，更有趋于用微型化内镜检视和仅做简单手术的趋势；国外近来已有联合微型宫腔镜和经阴道（后穹隆插入）注水腹腔镜（transvaginal hydrolaparoscopy，鞘套外径 3.0mm，镜体外径 2.7mm），以生理盐水膨宫腔和后盆腔检视宫腔和盆腔附件，虽然有其明显的局限性，但为妇检和阴道 B 超示盆腔阴性的不孕妇女开拓了门诊简易宫腔镜、盆腔内镜初筛探查的观念和前景；不仅能即时做出诊断，且可做简单手术。总之，以上从减少损伤、爱护组织和促进恢复生育功能角度来说，应以手术性宫腔镜输卵管插管加压注（药）液疏通治疗为主，必要时辅以宫腔镜、腹腔镜检查和手术；或者建议其进行体外受精（IVF-ET）。此外，矫治宫腔、盆腔和输卵管病变异常的三者时序、因果、辩证关系的诸方面，全方位地综合考虑也须再次强调。

参考文献

[1] 陈曦，陈焱．艾滋病防治手册．长沙：湖南科学技术出版社，2008：105-122.

[2] 乐杰．妇产科学第 7 版．北京：人民卫生出版社，2008：236-255.

[3] 张为远．中国剖宫产现状与思考．实用妇产科杂志，2011，3：161.

[4] 李燕娜，魏炜，张军．腹腔镜在治疗剖宫产后子宫瘢痕妊娠中的应用．实用妇产科杂志，2012，28（4）：285-287.

[5] 张慧琴．生殖医学理论与实践．上海：世界图书出版社，2014：143-160.

[6] 史常旭，辛晓燕．现代妇产科治疗学．北京：人民军医出版社，2010：204-278.

[7] 苟文丽，吴连方．分娩学．北京：人民卫生出版社，2013：340-350.

[8] 华嘉增，朱丽萍．现代妇女保健学．上海：复旦大学出版社，2012：132-138.

[9] 王子莲．妇产科疾病临床诊断与治疗方案．北京：科学技术文献出版社，2010：188-235.

[10] 冯琼，廖灿．妇产科疾病诊疗流程．北京：人民军医出版社，2014：78-164.

[11] 谢幸，苟文丽．妇产科学．北京：人民卫生出版社，2014：306-325.

[12] 曹泽毅．中华妇产科学．北京：人民卫生出版社，2014：426-433.

[13] 丰有吉，沈铿．妇产科学．北京：人民卫生出版社，2013：159-163.

[14] 邓姗，郎景和．协和妇产科临床思辨录．北京：人民军医出版社，

2015：110-120.

[15] 冯力民，廖秦平．妇产科疾病学．北京：高等教育出版社，2014：207-210.

[16] 李继俊．妇产科内分泌治疗学．北京：人民军医出版社，2014：81-97.

[17] 马宝璋，齐聪．中医妇科学．北京：中国中医药出版社，2012.

[18] 华克勤，丰有吉．实用妇产科学．北京：人民卫生出版社，2013：454-480.

[19] 王清图，修霞，戴淑玲，许华强．产内科疾病的诊断与治疗．北京：人民卫生出版社，2013：202-271.

[20] 刘朝辉，廖秦平．中国盆腔炎症性疾病诊疗策略．北京：人民军医出版社，2009：212-240.